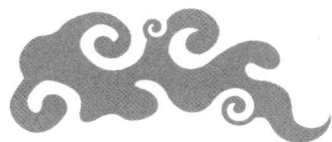

医门推敲 贰

中医鬼谷子杏林实践录

主　编　张胜兵

副主编　李敏　陈惠君

中国科学技术出版社

·北京·

图书在版编目（CIP）数据

医门推敲（贰）：中医鬼谷子杏林实践录 / 张胜兵主编. —北京：中国科学技术出版社, 2017.9（2024.6重印）

ISBN 978-7-5046-7652-8

Ⅰ. ①医… Ⅱ. ①张… Ⅲ. ①中医临床–经验–中国–现代 Ⅳ.①R249.7

中国版本图书馆CIP数据核字(2017)第213470号

策划编辑	焦健姿	翟 昕
责任编辑	黄维佳	
装帧设计	长天印艺	
责任校对	龚利霞	
责任印制	徐 飞	

出　　版	中国科学技术出版社
发　　行	中国科学技术出版社有限公司
地　　址	北京市海淀区中关村南大街16号
邮　　编	100081
发行电话	010-62173865
传　　真	010-62173081
网　　址	http://www.cspbooks.com.cn

开　　本	710mm×1000mm　1/16
字　　数	219千字
印　　张	14
版　　次	2017年9月第1版
印　　次	2024年6月第3次印刷
印　　刷	河北环京美印刷有限公司
书　　号	ISBN 978-7-5046-7652-8/R·2088
定　　价	49.00元

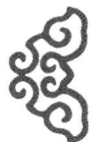

编者的话

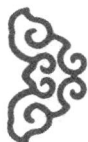

　　孙思邈言："读方三年，便谓天下无病可治；及治病三年，乃知天下无方可用。"愚虽不才，亦有同感。

　　行医之初，愚常以古之经方套用于患者，显效者故有之，然时有效不佳者。愚窃以为经方乃古之圣贤留世之瑰宝，诚应发扬之，然时过境迁，斗转星移，三因皆有所易，正所谓"师古而不泥于古"，故经方亦可与时俱进，临证亦可润色之。故愚斗胆在临证时或将古之经方稍易之，抑或自拟效方以命名之，故本书所载之方皆为首创，且有临证验案佐证之方。然樵夫采于山林，渔夫网于河溪，愚本质拙，诚见识有限，又医本一家，故书中摘引同道之观点，因篇幅所限未能指明出处者，望同仁海涵。嗟呼，杏林浩瀚，药园无边，虽千言亦难道全，纵万语不可诉尽，故书中纰漏，敬望读者不吝教正，实为感荷。

　　古人云："不为良相，则为良医。"此话虽已是老生常谈，但毕竟道出古往今来仁人志士之心声。愚自知并无经天纬地之才，亦无仲景、景岳屡起沉疴之能，更无锡纯中西汇通之贤，然愿以毕生之力追古之贤能之尘，求医不止。愿与同道共勉。

　　又及：愚资质平平，幸得上天眷顾，成为一代国医大师、中医泰斗李今庸教授关门弟子。恩师在九十一岁高龄仍为本书题名、题词。在此谨向恩师致敬，并向所有为中医事业奋斗的前辈专家及同道致敬！

　　再及：本书为《医门推敲》系列丛书第二部，感谢河北省中医药研究院曹东义教授于百忙之中为本书作序，感谢拙荆李敏女士对愚工作之大力支持。

张胜兵

丁酉年春于武汉张胜兵工作室

内容提要

　　中医鬼谷子（作者笔名）从医多年，临证颇丰。其临床经验集《医门推敲》系列第一部出版后，由于写作质朴、内容实用，社会关注广泛。

　　本书是该系列的第二部。全书共分四篇。第一篇男科篇，详细分析了阳痿、早泄、不育、不射精、遗精、梦交等男科疾病的证型、临床表现及方药治疗；第二篇增补妇科及杂病篇，主要讨论了妊娠腹痛、宫外孕、不孕症等妇科病及一些杂病的证型、临床表现及方药治疗；第三篇脉学篇，涉及了临床常见脉象的特点及相关诊籍；第四篇师徒带教篇，汇集了作者带教过程中重点相授的诊病诀窍及临床经典验案。

　　综观全书，依旧延续了第一部的写作风格，为作者临证多年心得之精华，兼理法方药之精析，内容丰富，条理井然，继续演绎医门推敲之门径，实为广大中医同道研读中医之佳作。

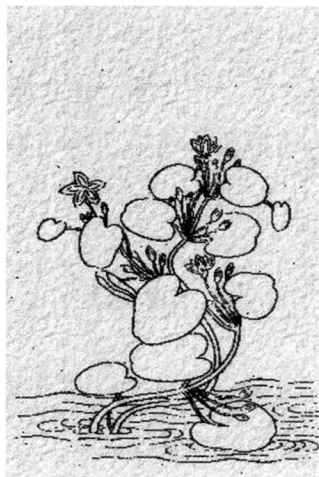

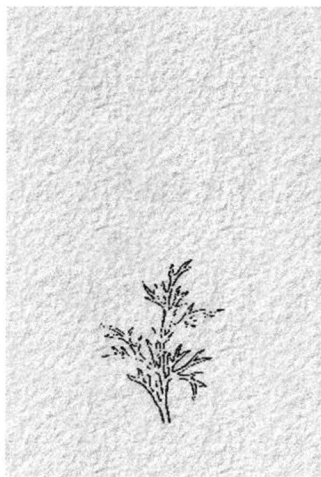

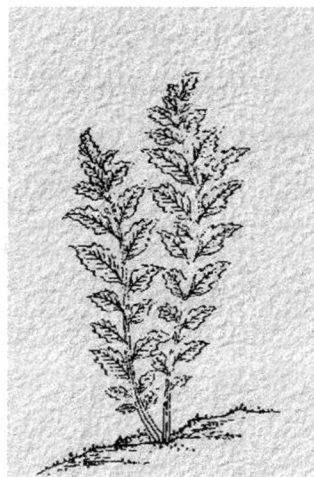

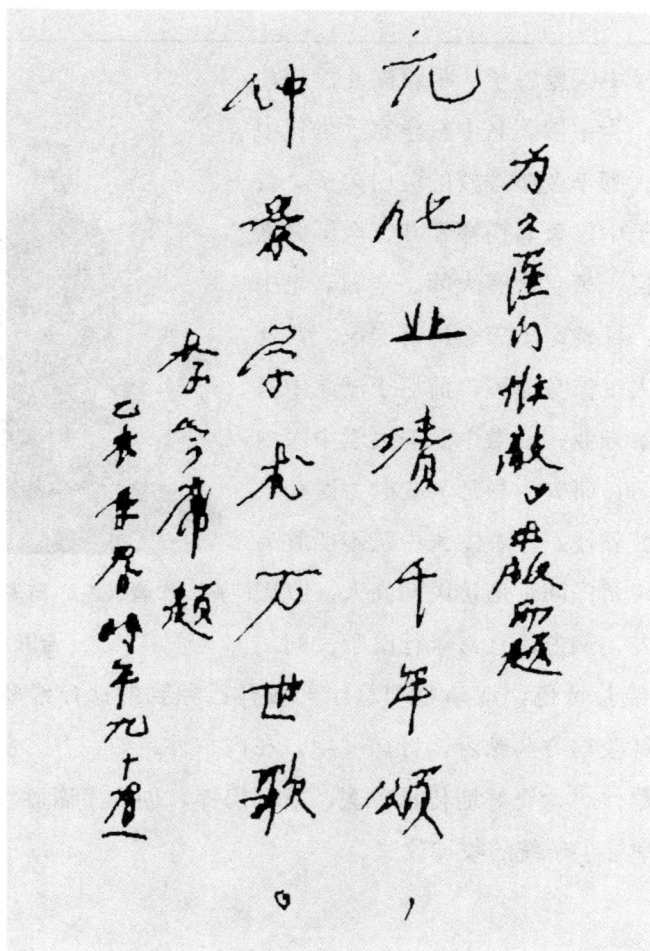

★ 国医大师李今庸教授为本书题词

李今庸，男，1925年出生，湖北枣阳人。著名的"内经王""经典王""活字典"，湖北中医药大学教授，当代著名中医学家，全国第一批名老中医学术经验继承人指导老师，全国著名中医泰斗，国医大师。现任湖北中医药大学资深教授，并兼任中国中医科学院研究生部客籍教授、长春中医学院客座教授、《新中医》顾问、《中医药学刊》顾问、中华中医药学会终身理事、全国李时珍学术研究会名誉主委、全国类风湿关节炎医疗中心网络及协作委员会高级顾问、《中华医藏》专家委员会委员等职。

张胜兵，号中医鬼谷子，祖籍湖北汉川，临床医学硕士。为中国著名中医学家、当代中医泰斗、国医大师李今庸教授的关门弟子。曾先后抄方学习于中国著名伤寒泰斗、全国名老中医李培生教授，著名金匮大师、全国名老中医田玉美教授；针灸习于著名针灸专家、宫廷御医第三代传人王修身教授。前后于湖北中医药大学针灸推拿专业、安徽中医药大学中医内科专业系统学习，研究生导师为安徽中医药大学一附院姚淮芳教授。作者主张中医不能脱离民间，故经常走访民间，遍访民间高人，收集民间土方、秘方、偏方，且常年行医于民间，

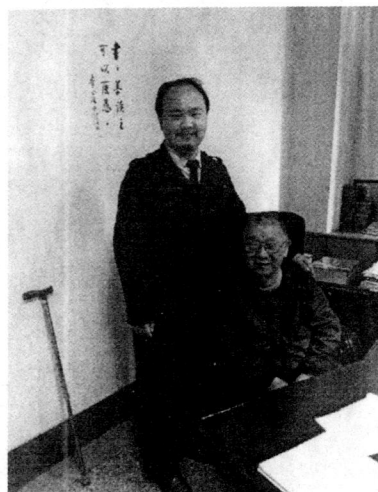

★ 作者（左）与恩师李今庸教授合影

现结合众师之经验特色，逐渐整理总结形成自己独到的诊疗经验，并自成体系。临床擅长针灸与方药结合，针药并用，在内、外、妇、儿、男、皮肤等科疾病均有独到疗效。为更好地传承中医、发扬国粹，创立"庸胜堂"，广收门徒，并在武汉举行了传统的收徒仪式。

医内推敲

李今庸署

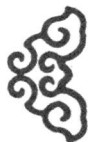

疾病复杂需研究，
医门推敲很重要
（代序）

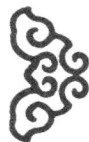

武汉张胜兵先生，号中医鬼谷子，祖籍湖北汉川，我和他通过网络认识，了解一些情况，过去对他的学术成就所知不是很深。最近，他即将推出《医门推敲》第二部，希望我能写篇序言。

说实话，这是一件不容易做好的事情，由于我自己水平所限，也由于工作很忙，不能深入学习张先生的著作。

清代名医徐大椿先生在《医学源流论》之中，提出"医非人人能学"的观点，是由于疾病复杂，面对的健康问题是整个人生的问题。因此，从神农尝百草、岐黄论医理、扁鹊发明脉学、仲景辨治伤寒、金元医学争鸣等，都是前赴后继的不断探索，这才有了中医的辉煌历史。

由此可见，"医门推敲"是一个重要的医学研究方法，并且还要看和谁推敲？推敲什么？如何推敲？推敲的结果怎样？

胜兵先后在湖北中医学院（现为湖北中医药大学）、安徽中医学院（安徽中医药大学）读本科和研究生，后来又拜师于著名中医学家李今庸教授，与此同此，他自己也开始招收徒弟，传承中医。由此可见，和他推敲的中医同道不少，谈论的学术领域也很宽阔。他还经常走访民间，访杏林高人，收集土方、秘方、偏方，结合众师之长，融会贯通，逐渐整理总结形成自己独到的诊疗经验，集腋成裘，渐成体系。临床擅长针灸与方药结合，针药并用，在内、外、妇、儿、男、皮肤等科疾病均有所长，是一个比较全面的医林高手。

当我了解到这些情况之后，知道他"中医鬼谷子"的称号，也不只是一个虚名，而是把古代兵法的"用兵之妙"，巧妙地结合到与疾病邪气斗争的医术之中了。

近代社会，中医遇见了西医，阴阳五行、脏腑经络都受到了质疑，如何阐明中医的学术本质，成了时代的难题。重术轻道，衰落难逃。求同存异，丢了自己。一百年来，中医不断衰落，其指导理论阴阳五行不被科学共同体所承认，因此一直处于"末法时期"。

在这个时期之中，不甘寂寞，热心中医学术的有识之士，奋发图强，著书立说，继承与发展中医学术。胜兵先生就是其中颇为勤勉的一员。

他善于提出问题，从临床各个病种出发，在继承前人经验的基础上，订立新方，以方类证，讲述诊治经验，令人眼前一亮，耳目一新。

假如有人问我，胜兵先生在医门之中，推敲得如何？他的经验是否具有普适意义？这都不是三言两语可以概括的，需要在实践之中加以检验，不断验证。我的恩师朱良春先生就说过"所谓经验"，就是经自己验证过的临床总结。

因此，即使是胜兵先生和盘托出了自己的经验，学习他的人在实践之中传承、发挥的效果如何，也要看这个传承者所达到心领神会的程度。因为张仲景的著作，理论与方法都明明白白，还有历代注家的解释与阐发，但是推崇他、学习他的人，还有很多不会用中医思维看病。中医学术的传承，古往今来都不是一件轻松的事情。

在中西医并存的当代，随着老化社会到来，一人多病，一病多因，使很多慢性病的诊治，都显得很复杂，奏效不是那么容易。但愿随着《医门推敲》的出版，广大读者能够按照作者指引的方法，不断深入研究理法方药，推敲治病思路，解除广大患者的病痛，造福于天下众生。

借助张胜兵先生著作出版，抒发感慨如上，聊以塞责，是为序。

河北省中医药科学院　曹东义
丁酉年春于求石得玉书屋

目　录

医门推敲（贰）
中医鬼谷子杏林实践录

男科篇 · 增补妇科及杂病篇 · 脉学篇 · 师徒带教篇

043 第三篇 脉学篇

159　第四篇　师徒带教篇

第一篇　男科篇

男科学是指专门研究男子生殖系统的生理、病理变化的一门综合学科。中医男科学是运用中医药理论认识和研究男性生理、病理、养生、优生及男性特有疾病的发生、发展、转归、诊疗和护理、保健等规律的中医临床学科。具有科学性和先进性的中医男科学，是一门古老且新兴的学科，与中医妇科学相对应，都是中医学中的重要组成部分。由于篇幅有限，本篇收录了部分男科疾病，剩下部分将会收录在《医门推敲》第三部之增补男科篇，为先睹为快，现将增补男科篇大部分内容提要罗列如下。

血精：龙胆萆薢汤，二至地黄丸，茜草失笑散，益气摄血煎，归脾统血汤。

阳强：龙胆六黄汤（见花柳病），祛湿龙胆汤，水蛭归脾汤，水蛭逐瘀汤，磁石潜阳丸。

阳缩：附子三香散，温阳伸茎汤，潜阳伸茎丸，定惊伸茎汤。

精浊：八正导赤散，导热地黄丸，化瘀祛浊汤，温阳固精丸。

尿浊：龙胆萆薢汤（见血精），逐瘀萆薢汤，疏肝萆薢汤，归脾萆薢汤，温阳萆薢汤。

疝气：暖肝狐疝汤，益气三核汤，疏肝小茴散，利湿肾气丸，利湿温化汤，解毒分清饮，瘀水双解汤，橘核玉壶汤，龙胆玉壶汤，双蓟茜根散，水蛭琥珀散。

房劳昏厥（色厥）：大生脉散，龙牡地黄丸，开窍四逆散。

房劳伤寒：桂附屏风散，上下宣通饮，屏风地黄丸。

房劳咳嗽：苏附二子丸，天麦二冬汤。

房劳头痛：精芷地黄汤，镇肝地黄汤。

房劳腹痛：二桂附辛汤，养阴荣痛汤。

房劳泄泻：二姜理中丸，四神肾气丸。

同房恐异症：淫羊逍遥散，淫羊宁心丹，淫羊定惊丸。

阴阳易：人参肾气丸，龟板地黄汤。

阳　痿

　　阳痿指成年男子性交时，由于阴茎痿软不举，或举而不坚，或坚而不久，无法进行正常性生活的病证。其病因有禀赋不足、劳伤久病，或七情失调、过食肥甘、湿热内侵等。基本病理变化为肝肾心脾受损，经络空虚，或经络失畅，导致宗筋失养而成。临床辨证，应辨病情之虚实，病损之脏腑，虚实之夹杂。实证当疏利，虚证当补益。根据本病的临床特点，西医学中各种功能及器质性疾病造成的阳痿，可参考本节内容辨证论治。本节将临床常见阳痿分为以下几种证型，对症下药，效果理想，不敢私藏，仅供参考。

达阳起痿丹（肝郁阳遏型）

　　柴胡10g，白芍10g，枳实10g，炙甘草10g，香附10g，远志6g，合欢皮10g，石菖蒲10g，当归10g，砂仁10g，海参10g，蜈蚣2条。

　　上药研粉为散，或水泛为丸或为丹，每次10g，每日3次。

　　治肝郁阳遏，阳气不能达于阳物而致阳痿，症见临房阴茎不举，或举而不坚，伴手足不温，或腹痛，或泄利下重，或胁肋胀闷，脘腹疼痛，脉弦。

解郁起痿散（肝气郁结型）

　　柴胡10g，香附10g，郁金10g，川芎10g，枳壳10g，陈皮10g，玫瑰花10g，合欢花10g，紫梢花10g，海参10g，蜈蚣2条。

上药研粉为散，或水泛为丸或为丹，每次10g，每日3次。

治肝气郁结，情志抑郁易怒而伴阳痿，症见临房阴茎不举，或举而不坚，伴胁肋疼痛，胸闷善太息，或嗳气，脘腹胀满，脉弦。

泻肝起痿汤（肝经湿热型）

柴胡10g，龙胆（酒炒）6g，黄芩（酒炒）9g，栀子（酒炒）9g，泽泻12g，木通9g，车前子9g，当归（酒炒）8g，生地黄20g，生甘草6g，蛇床子10g，丹参15g，蜈蚣2条。

治肝经湿热下注之阳痿，症见临房阴茎不举，或举而不坚，伴头痛目赤，胁痛，口苦，或阴肿，阴痒，小便淋浊，舌红苔黄，脉弦有力。

养心起痿汤（心脾两虚型）

人参10g，黄芪10g，白术10g，甘草10g，茯神10g，远志10g，酸枣仁10g，丹参10g，当归10g，木香6g，淫羊藿30g，补骨脂30g，菟丝子15g，肉苁蓉10g，海参10g，生姜2片，大枣3枚。

治心脾两虚之阳痿，症见临房阴茎不举，或举而不坚，伴心悸怔忡，健忘失眠，体倦食少，面色萎黄，舌淡，苔薄白，脉细弱。

化瘀起痿汤（气滞血瘀型）

小茴香3g，川牛膝10g，当归10g，生地黄10g，赤芍10g，川芎10g，丹参15g，桃仁10g，红花10g，枳壳10g，蛇床子10g，蜈蚣2条，阳起石30g。

治气滞血瘀之阳痿，症见临房阴茎不举，或举而不坚，伴少腹胀满，疼痛或不痛，或会阴胀痛，睾丸刺痛，舌质暗，边有瘀点，脉沉涩。

健脾起痿汤（脾胃虚弱型）

人参10g，炒白术10g，生白术10g，茯苓10g，山药10g，砂仁10g，桔梗6g，甘草10g，五仙散各10g（五仙散为炒山楂、炒神曲、炒麦芽、炒谷芽、炒鸡内金各等份，详见《医门推敲》第一部），补骨脂30g，淫羊藿30g，韭菜子15g，肉桂（后下或者研末分吞）3g。

治脾胃虚弱之阳痿，症见临房阴茎不举，或举而不坚，伴食少便溏，或气短咳嗽，肢倦乏力，面色萎黄，舌淡苔薄，脉沉弱。

定惊起痿汤（心肾惊恐型）

龙齿（先煎）30g，远志10g，五味子10g，柏子仁10g，酸枣仁10g，茯神15g，茯苓15g，天冬10g，麦冬10g，玄参10g，党参10g，丹参15g，石菖蒲10g，菟丝子10g，巴戟天10g，阳起石30g，琥珀（研末分吞）6g。

治心肾惊恐之阳痿，症见临房阴茎不举，或举而不坚，伴惊恐，失眠，夜寐不宁，梦中惊跳怵惕，或胆怯多疑，精神苦闷，或腰酸无力，舌淡苔白，脉弦细。

起痿地黄汤（肾阴亏虚型）

熟地黄30g，黄精15g，枸杞子15g，桑椹15g，女贞子15g，山茱萸15g，山药15g，菟丝子10g，鹿角胶15g，龟甲胶15g，丹参15g，蜈蚣2条。

治肾阴亏虚之阳痿，症见临房阴茎不举，或举而不坚，伴头目眩晕，腰酸肢软，耳鸣遗精，形体消瘦，舌红少苔，脉细数。

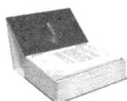

早　泄

　　早泄是指男子在阴茎勃起之后，未进入阴道之前，或正当纳入，以及刚刚进入而尚未抽动时便已射精，阴茎也自然随之疲软并进入不应期的现象。临床上对阴茎勃起未进入阴道即射精，诊断为早泄。而能进入阴道进行性交者，如果没有动几下就很快射精，也定义为早泄。本节将临床常见早泄分为以下六种证型，对症下药，效果理想，不敢私藏，仅供参考。

固精肾气丸（肾气不固型）

　　附子10g，桂枝10g，肉桂10g，熟地黄30g，山药30g，山茱萸30g，覆盆子30g，五味子10g，桑螵蛸10g。

　　治肾气不固之早泄，症见行房早泄，性欲减退，伴阳痿症状，腰膝酸软或冷痛，小便清长或不利，舌淡苔薄白，脉沉弱或细弱。

清肝固精汤（肝经湿热型）

　　柴胡10g，黄芩12g，栀子10g，茵陈15g，黄柏10g，牡丹皮10g，生地黄15g，木通6g，滑石30g，甘草10g，车前子10g，金樱子30g。

　　治肝经湿热之早泄，症见行房早泄，性欲亢进，伴口苦咽干，烦躁易怒，阴囊潮湿，小便短赤，舌红苔黄腻，脉弦数。

归脾摄精汤（心脾两虚型）

人参10g，黄芪10g，白术10g，甘草10g，茯神10g，远志10g，酸枣仁10g，木香6g，山药30g，炒莲子30g，芡实30g，鸡内金（研末分吞）10g，生姜2片，大枣3枚。

治心脾两虚之早泄，症见行房早泄，性欲减退，伴四肢怠倦，气短乏力，多梦健忘或心悸寐差，舌淡苔薄，脉细弱。

养阴固精汤（阴虚火旺型）

熟地黄30g，生地黄30g，黄精10g，女贞子10g，知母10g，牡丹皮10g，黄柏10g，煅龙骨30g，煅牡蛎30g。

治阴虚火旺之早泄，症见阳事易举，交媾即泄，或未交即泄，伴五心烦热，潮热盗汗，舌红少苔，脉细数。

交济固精汤（心肾不交型）

黄连15g，莲子心3g，炒莲子30g，天冬15g，麦冬15g，生地黄30g，熟地黄30g，煅龙骨30g，煅牡蛎30g，肉桂（研末分吞）3g。

治心肾不交之早泄，症见阳事易举，早泄或伴梦遗，心烦不寐，或喉舌生疮，腰膝酸软，舌红少苔，脉细数。

益气摄精汤（气虚不摄型）

黄芪30g，人参10g，白术10g，茯苓10g，甘草10g，当归10g，川芎10g，山茱萸30g，山药30g，覆盆子15g，肉桂（研末分吞）3g，生姜2片，大枣3枚。

治气虚不摄之早泄，症见行房早泄，性欲减退或伴阳痿症状，伴精神不振，四肢怠倦，气短乏力，舌淡苔薄，脉细弱。

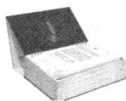

不 育

本文中不育是指由于男性因素引起的不育。一般把婚后同居2年以上未采取任何避孕措施而女方未怀孕（女方身体健康），称为不育。中医学称本病为"无嗣"，认为与先天之本肾，后天之本脾及任脉、冲脉的元气精血不足等因素有关。本节将临床常见不育分为以下十二种证型，对症下药，效果理想，不敢私藏，仅供参考。

三胶七子丸（肾精亏虚型）

鹿角胶15g，龟甲胶15g，阿胶15g，熟地黄30g，山药15g，山茱萸15g，菟丝子15g，覆盆子15g，枸杞子15g，桑椹15g，女贞子15g，五味子10g，车前子10g。

治肾精亏虚之不育，症见婚久不育，伴腰膝酸软，头昏目眩，消瘦乏力，遗精早泄，舌红少苔，脉细数。

二阳八子丸（肾阳亏虚型）

阳起石30g，锁阳15g，淫羊藿30g，巴戟天10g，肉苁蓉10g，补骨脂15g，熟地黄30g，山药15g，山茱萸15g，杜仲15g，菟丝子15g，覆盆子15g，沙苑子15g，蛇床子15g，韭菜子15g，枸杞子15g，五味子10g，车前子10g，肉桂3g，鹿鞭1条。

治肾阳亏虚之不育，症见婚久不育，伴腰膝酸软，头昏目眩，形寒肢冷，或阴部发冷，性欲减退，或伴阳痿早泄，或射精无力甚或不能射精，舌淡苔

薄，脉沉弱或沉细无力尺脉尤甚。

萆薢五子汤（肾虚湿热型）

萆薢30g，茯苓30g，薏苡仁30g，滑石30g，苍术、白术各15g，黄柏10g，石菖蒲10g，菟丝子15g，枸杞子15g，桑椹15g，女贞子15g，车前子10g，甘草5g。

治肾虚湿热之不育，症见婚久不育，头昏身重，小便短赤，尿有白浊或阴囊潮湿，口苦口黏，或射精痛，或遗精滑精，舌红苔黄腻，脉滑数或细滑数。

二陈五子汤（肾虚痰湿型）

法半夏15g，茯苓15g，陈皮15g，炒苍术15g，香附15g，胆南星10g，炒枳壳10g，川芎10g，薏苡仁30g，泽泻10g，菟丝子15g，覆盆子15g，枸杞子15g，沙苑子15g，车前子10g。

治肾虚痰湿之不育，症见婚久不育，形体肥胖，脘腹胀满，肢体困倦沉重，胸闷泛恶，头晕目眩，舌胖苔白腻或有齿痕，脉滑或濡。

逍遥五子散（肾虚肝郁型）

柴胡10g，香附10g，郁金10g，川芎10g，枳壳10g，玫瑰花10g，茯神10g，白术10g，当归10g，白芍10g，菟丝子15g，覆盆子15g，枸杞子15g，沙苑子15g，五味子10g。

治肾虚肝郁之不育，症见婚久不育，或继发不育，伴精神抑郁，善太息，郁郁寡欢，或不思饮食，不寐多梦，舌淡苔薄，脉弦。

化瘀六子汤（肾虚瘀阻型）

小茴香3g，橘核10g，川牛膝10g，当归10g，生地黄10g，赤芍10g，川芎10g，丹参15g，桃仁10g，红花10g，枳壳10g，菟丝子15g，覆盆子15g，枸杞子15g，沙苑子15g，五味子10g，车前子10g。

治肾虚瘀阻之不育，症见婚久不育，或外伤后继发不育，伴少腹拘急，会阴刺痛，或阴囊疼痛，或久病致瘀，或有外伤或跌仆损伤或有手术史，面色晦暗，舌质紫黯或有瘀点，脉涩或弦涩。

十全九子汤（气血肾俱虚型）

黄芪30g，人参10g，茯苓10g，白术10g，甘草10g，川芎10g，当归10g，白芍10g，熟地黄10g，肉桂3g，菟丝子15g，沙苑子15g，覆盆子15g，蛇床子15g，韭菜子15g，女贞子15g，桑椹15g，枸杞子15g，五味子10g，生姜2片，大枣3枚。

治气血肾俱虚之不育，症见婚久不育，伴面色萎黄，怠倦食少，头昏目眩，神疲气短，心悸怔忡，或自汗盗汗，四肢不温，腰膝酸软，舌淡苔薄，脉细弱。

精柏地黄丸（阴虚火旺型）

黄精15g，黄柏10g，熟地黄30g，生地黄30g，知母10g，牡丹皮10g，枸杞子15g，桑椹15g，女贞子15g，五味子10g。

治阴虚火旺之不育，症见婚久不育，伴五心烦热，腰膝酸软，潮热盗汗，耳鸣，或遗精早泄，舌红少苔，脉细数。

二花地黄丸（阴虚湿热型）

金银花10g，土茯苓15g，黄柏10g，熟地黄30g，生地黄30g，知母10g，牡丹皮10g，薏苡仁30g，滑石30g，甘草5g，枸杞子15g，桑椹15g，女贞子15g，五味子10g，车前子10g。

治阴虚湿热之不育，症见婚久不育，伴五心烦热，腰膝酸软，阴囊潮湿，或阴囊痛或射精痛，舌红苔黄或黄腻，脉细滑数。

小茴阳和汤（阳虚寒湿型）

小茴香3g，橘核10g，熟地黄30g，麻黄2g，鹿角胶10g，白芥子6g，姜炭2g，甘草3g，菟丝子15g，沙苑子15g，覆盆子15g，蛇床子15g，五味子10g，肉桂（研末分吞）3g，生姜2片，大枣3枚。

治阳虚寒湿之不育，症见婚久不育，伴性欲低下，或勃起不坚，神疲困倦，或会阴疼痛，舌淡苔白腻，脉沉迟或细滑。

龙胆解毒汤（肝经湿热型）

柴胡10g，龙胆草（酒炒）6g，黄芩（酒炒）9g，栀子（酒炒）9g，泽泻12g，木通9g，车前子9g，当归（酒炒）8g，生地黄20g，生甘草6g，败酱草15g，蒲公英15g，薏苡仁30g，土茯苓30g。

治肝经湿热之不育，症见婚久不育，伴头痛目赤，胁痛，口苦，或阴肿，阴痒，或阴囊潮湿，小便淋浊，射精痛，精液黄而腥臭，或射精后玉茎灼热不适，舌红苔黄，脉弦有力。

四妙五子散（湿热蕴结型）

黄柏15g，苍术10g，川牛膝10g，薏苡仁30g，滑石30g，泽泻10g，木通6g，甘草5g，枸杞子15g，女贞子15g，桑椹15g，五味子10g，车前子10g。

治湿热蕴结之不育，症见婚久不育，伴小便灼热涩痛，尿频尿急，阴囊潮湿或小便白浊，或小便黄浊，睾丸肿胀，或阳痿，或早泄，舌红苔黄腻，脉滑数或弦数。

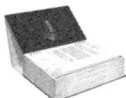

不射精

不射精，中医学称为精闭，通常是指阴茎虽然能正常勃起和性交，但就是达不到性高潮和获得性快感，不能射出精液；或是在其他情况下可射出精液，而在阴道内不射精。功能性不射精：性交时间能维持很久而不疲软，在性交过程中不能达到性高潮或射精，没有射精动作，也没有精液排出体外，或即使有情欲高潮的感受，但既无射精动作，也无精液排出体外，而平时却有遗精，或非性生活时遗精（此类多归属于湿热下注型，肝郁气滞型，肾阳亏虚型或气虚型）。器质性不射精：在性生活时没有射精动作，在任何情况下都不排精，并有与原发疾病相应的症状体征，如前列腺炎、精囊腺结核或肿瘤引起的精道梗阻（此类多属于瘀阻精道型或浊阻精道型）。本节将临床常见不射精分为以下六种证型，对症下药，效果理想，不敢私藏，仅供参考。

祛湿通精汤（湿热下注型）

萆薢30g，茯苓15g，薏苡仁30g，滑石30g，苍术、白术各15g，黄柏10g，石菖蒲10g，炒王不留行30g，川牛膝15g，生地黄15g，竹叶10g，甘草5g，车前子10g。

治湿热下注之不射精，症见同房有性高潮及射精感，但无精液射出，伴行房后有浑浊尿，阴部湿痒，舌红苔黄腻，脉滑数或弦滑。

解郁通精汤（肝郁气滞型）

柴胡10g，香附10g，郁金10g，川芎10g，枳壳10g，陈皮10g，玫瑰花10g，路路通30g，石菖蒲10g，炒王不留行30g，川牛膝15g，蜈蚣2条。

治肝郁气滞之不射精，症见同房不射精，伴情志抑郁，胁肋疼痛，胸闷善太息，或嗳气，脘腹胀满，或小腹睾丸坠胀，舌淡苔薄白，脉弦。

化瘀通精汤（瘀阻精道型）

小茴香3g，苏木10g，当归10g，生地黄10g，赤芍10g，川芎10g，丹参15g，桃仁10g，红花10g，路路通30g，石菖蒲10g，炒王不留行30g，川牛膝15g，蜈蚣2条。

治瘀阻精道之不射精，症见同房有性高潮及射精感，但无精液射出，伴行房后有浑浊尿，伴少腹胀满，疼痛或不痛，或会阴胀痛，睾丸刺痛，舌质暗，边有瘀点，脉沉涩或弦。

化浊通精汤（浊阻精道型）

法半夏15g，茯苓15g，陈皮15g，炒苍术15g，香附15g，胆南星10g，炒枳壳10g，川芎10g，薏苡仁30g，泽泻10g，路路通30g，石菖蒲10g，炒王不留行30g，川牛膝15g，蜈蚣2条。

治浊阻精道之不射精，症见同房有性高潮及射精感，但无精液射出，伴行房后有浑浊尿，形体肥胖，脘腹胀满，肢体困倦沉重，胸闷泛恶，头晕目眩，舌胖苔白腻或有齿痕，脉滑或濡。

益肾通精汤（肾阳亏虚型）

附子10g，阳起石30g，锁阳15g，淫羊藿30g，巴戟天10g，肉苁蓉10g，补骨脂15g，熟地黄30g，山药15g，山茱萸15g，杜仲15g，菟丝子15g，鹿角胶15g，路路通30g，石菖蒲10g，炒王不留行30g，川牛膝15g，蜈蚣2条，鹿茸3g，肉桂（研末分吞）3g。

治肾阳亏虚之不射精，症见同房无性高潮及射精感，无精液射出，伴腰膝酸软，形寒肢冷，或阴部发冷，性欲减退，夜尿清长，舌淡苔薄，脉沉弱或沉细无力尺脉尤甚。

益气通精汤（气虚型）

黄芪30g，人参10g，白术10g，茯苓10g，甘草10g，当归10g，川芎10g，路路通15g，石菖蒲10g，炒王不留行30g，川牛膝10g，肉桂（研末分吞）3g，生姜2片，大枣3枚。

治气虚之不射精，症见同房无性高潮及射精感，无精液射出，伴精神不振，四肢倦怠，气短乏力，舌淡苔薄，脉细弱。

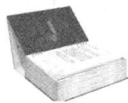

遗 精

遗精是指不因性交而精液自行泄出的病证，有生理性与病理性的不同。中医将精液自遗现象称遗精或失精。有梦而遗者名为"梦遗"；无梦而遗，甚至清醒时精液自行滑出者为"滑精"。多由肾虚精关不固，或心肾不交，或湿热下注等所致。西医可见于包茎、包皮过长、尿道炎、前列腺疾病等。有梦而遗往往是清醒滑精的初起阶段，梦遗、滑精是遗精轻重不同的两种证候。需要指出的是，遗精不似月经，所以遗精是没有规律可言的。以前有遗精，现在消失了，也是很正常的事情。尤其是男性进入中年，几乎就不再发生了。本节将临床常见遗精分为以下几种证型，对症下药，效果理想，不敢私藏，仅供参考。

养阴止遗汤（阴虚火旺型）

熟地黄30g，生地黄30g，黄精10g，五味子10g，龟甲15g，黄柏15g，炒莲子30g，芡实30g，煅龙骨30g，煅牡蛎30g。

治阴虚火旺之遗精，症见阳事易举，性欲亢进，遗精频作，伴五心烦热，口干多饮，潮热盗汗，舌红少苔，脉细数。

交济止遗汤（心肾不交型）

太子参15g（或西洋参10g），黄连15g，莲子心3g，五味子10g，天冬15g，麦冬15g，生地黄30g，熟地黄30g，炒莲子30g，芡实30g，煅龙骨30g，煅牡蛎30g，肉桂（研末分吞）3g。

治心肾不交之遗精，症见少寐多梦，梦遗频发，伴头晕目眩，精神不振，腰膝酸软，舌红少苔，脉细数。

祛湿止遗汤（湿热下注型）

草薢30g，茯苓30g，薏苡仁30g，滑石30g，苍术、白术各15g，黄柏10g，石菖蒲10g，木通6g，淡竹叶15g，炒莲子30g，芡实30g，煅龙骨30g，煅牡蛎30g。

治湿热下注之遗精，症见梦遗频发或小便时有少许精液外溢，小便赤热浑浊，伴心烦少寐，或脘腹痞闷，恶心困重，舌红苔黄腻，脉滑数。

若肝经湿热型，则用清肝固精汤（见早泄）加减。

止遗肾气汤（肾气不固型）

附子10g，桂枝10g，肉桂10g，熟地黄30g，山药30g，山茱萸30g，覆盆子30g，菟丝子15g，沙苑子15g，五味子10g，桑螵蛸10g，海螵蛸15g，炒莲子30g，芡实30g，煅龙骨30g，煅牡蛎30g。

治肾气不固之遗精，症见性欲减退，伴阳痿症状，腰膝酸软或冷痛，夜尿频多，小便清长或不利，舌淡苔薄白，脉沉弱或细弱尺脉尤甚。

化瘀止遗汤（瘀阻精道型）

小茴香3g，苏木10g，当归10g，生地黄10g，赤芍10g，川芎10g，丹参15g，桃仁10g，红花10g，川牛膝15g，土鳖虫6g，水蛭3g，蜈蚣2条。

治瘀阻精道之遗精，症见遗精日久，射精不畅，伴少腹胀满，疼痛或不痛，或会阴胀痛，睾丸刺痛，舌质暗，边有瘀点，脉沉涩或弦。

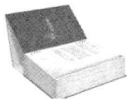

梦　交

梦交是指睡梦中与异性发生性行为，又称性梦，是一种无意识或潜意识的性心理活动。大多数人在梦交中的感受是以性快感为主，也可能伴有忧虑、恐惧等情绪。梦中的形象越生动，色情成分越浓厚，想象的性行为越是剧烈畅快，在生理和心理上引起的性兴奋和产生的性快感就越大，结局多以梦遗而破梦。男性常以阴茎勃起射精而结束，女性则伴以阴道湿润、白带增多而结束。梦交多见于青春期后至婚前期，多发生于性功能障碍者、无法进行正常性交的人，以及夫妻分居这三类人群。实际上，凡是已婚夫妻且居住一起，梦交这种非意志性的性行为就不容易产生，因为性欲求行为不必受压抑进入潜意识状态，完全可以通过性交得到宣泄。当有性的欲望和冲动，却又只能把它压抑下去时，则有可能在潜意识中显露出来，于是性的要求和冲动可在梦境中出现而发生梦交。本节将临床常见病理性梦交分为以下几种证型，对症下药，效果理想，不敢私藏，仅供参考。

交济龙牡散（心肾不交型）

太子参15g（或西洋参10g），黄连15g，莲子心3g，五味子10g，生地黄30g，茯神15g，茯苓15g，远志10g，炒莲子30g，芡实30g，煅龙骨30g，煅牡蛎30g，肉桂（研末分吞）3g。

治心肾不交之梦交，症见少寐多梦，梦交频发，梦交后伴全身乏力，头晕目眩，精神不振，汗出心悸，多有失眠史，舌红少苔，脉细数。

二至地黄丸（肝肾阴虚型）

女贞子10g，墨旱莲10g，熟地黄30g，枸杞子15g，山药15g，山茱萸15g，牡丹皮10g，茯苓10g，泽泻10g，五味子10g，炒莲子30g，芡实30g，煅龙骨30g，煅牡蛎30g。

治肝肾阴虚之梦交，症见梦交频发，梦交后伴头晕目眩，腰膝酸软，口干舌燥，多有手淫频繁史，舌红少苔，脉细数。

解郁梦醒汤（肝郁气滞型）

柴胡10g，香附10g，郁金10g，川芎10g，枳壳10g，陈皮10g，玫瑰花10g，合欢花10g，炒莲子30g，芡实30g，煅龙骨30g，煅牡蛎30g。

治肝郁气滞之不梦交，症见梦交频发，平时伴情志抑郁，胁肋疼痛，胸闷善太息，多有失恋史，或抑郁症，舌淡苔薄白，脉弦。

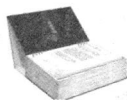

阳物短小症（天宦）

天宦，亦称"天阉"。指先天性生殖器官发育不全的男子。《灵枢·五音五味》："其有天宦者……此天之所不足也，其冲任不盛，宗筋不成，有气无血，唇口不荣，故须不生。"参见五不男条。张介宾《类经·三卷·藏象类十七》云："谓身为男子，而终身无须，若天生之宦官然，故曰天宦。"张志聪《灵枢集注》："天宦者，谓之天阉不生，前阴即有，而小缩不挺不长，不能与阴交而生子，此先天所生之不足也。"

还我雄风散

鹿茸10g，海马10g，鹿角胶15g，龟甲胶15g，阿胶15g，紫河车10g，人参10g，肉桂10g，熟地黄30g，山药30g，山茱萸30g，覆盆子30g，五味子10g，补骨脂15g，肉苁蓉15g，巴戟天15g，仙茅15g，锁阳15g，淫羊藿30g，当归15g，黄芪30g，枸杞子15g，茯苓15g，鹿鞭1条。

治天宦，若食少纳呆者，加五仙散各10g；若寐差者，加灵芝15g，茯神15g，酸枣仁30g。

本方亦可治因肾虚、气血虚引起的男子阳痿早泄、不育证；女子月经过少，闭经，不孕症；老人早衰健忘症；小孩发育不良症等。

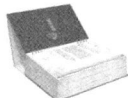

性病（花柳病）

性病，旧称"花柳病"，是男女性器官患梅毒、淋病、软性下疳等疾病的统称。主要由性交传染。性传播疾病或性传染疾病，又称性病，指主要借由性行为（包括口交及肛交等）为传染途径的传染病。性病可能有很多起因，病毒、病菌、真菌和寄生虫等。近年也开始用性传播感染来代替性传染疾病，前者的范围较广，一个人可能受到感染，甚至有可能感染给其他人，但本身没有任何疾病的症状。有些性传播疾病也会借由注射药品时的针头共享，感染给其他人，或是经由生产、哺乳而传播给下一代。性传播疾病广为人知已有数百年的历史，性病学则是医学中有关性传播疾病的相关研究。在人类的进化过程中，性活动始终占有较重要的地位。夫子云："食色，性也。"病能从口入，也能从性行为而来。在古代医籍中就记载"淋证""疳疮""梅疮"等，但有些性病并非我国固有的，而是来源于中外交流，从外国传染而来。如梅毒是13世纪由葡萄牙商人传入我国岭南，从南至北蔓延开来。当然有些性病古代并没有，如艾滋病是20世纪80年代才被认识的一种传染病，它开始在同性恋者中传播，有高度的致死性，后被证实是由于感染一种免疫缺陷病毒（称为HIV病毒）引起的疾病，它可以称为现代病。总之，性病是自古就有的，只是由于人类活动的范围扩大，交流增多，性行为更随意，性病的范围在不断扩大。

中医对症下药，而不是对病下药，故本节将所有性传播疾病分成各种常见证型，并不单指某一种性传播疾病。本节将临床常见性病分为以下六种证型，对症下药，效果理想，不敢私藏，仅供参考。

龙胆六黄汤（湿热毒蕴型）

龙胆草10g，黄芩10g，黄连10g，黄柏10g，大黄10g，生地黄15g，黄精10g，木通6g，车前子10g，泽泻15g，败酱草15g，蒲公英15g，萆薢30g，薏苡仁30g，土茯苓30g，滑石30g，甘草5g。

治湿热毒蕴型之花柳病，症见尿道口红肿，尿急尿痛，尿液浑浊如脂，甚至流脓，或见口苦纳呆，或发热恶寒，皮肤糜烂或见杨梅斑，舌红苔黄腻，脉滑数或弦数。

除湿土苓汤（脾虚湿蕴型）

炒苍术15g，炒白术15g，土茯苓30g，木通10g，薏苡仁30g，炒厚朴15g，陈皮15g，猪苓15g，泽泻15g，茯苓15g，滑石15g，甘草10g。

治脾虚湿蕴之花柳病，症见皮肤水疱，或疮面水润，或结毒遍身，或腐肉败脱，久不收口，伴纳呆，便溏，肢体困重，舌胖苔白腻而滑，脉滑或濡。

土茯破毒汤（痰瘀互结型）

土茯苓30g，皂角刺10g，法半夏15g，茯苓15g，陈皮15g，生牡蛎30g，浙贝母15g，桃仁10g，红花10g，丹参30g，夏枯草30g，白花蛇舌草30g。

治痰瘀互结之花柳病，症见结毒遍身，皮肤结节坚韧呈紫色，舌紫黯，脉滑或细涩。

龟精地黄汤（伏毒伤阴型）

龟甲15g，黄精10g，续断10g，知母10g，黄柏10g，熟地黄15g，山药10g，茯苓10g，山茱萸10g，牡丹皮10g，泽泻10g。

治伏毒伤阴之花柳病，症见花柳病日久不愈，尿道口干涩或刺痒，口干心烦，腰膝酸软，或疱疹反复发作，疱疹干固，或疮面干燥，舌红少苔，脉细数。

补天山药丸（脾肾亏虚型）

黄芪120g，党参120g，山药60g，肉苁蓉120g，五味子180g，菟丝子90g，杜仲90g，草薢90g，薏苡仁90g，牛膝30g，泽泻30g，熟地黄30g，山茱萸30g，茯苓30g，巴戟天30g。

上药为末，炼蜜为丸。每服6～9g，每日服2～3次，温开水送服。

治脾肾亏虚之花柳病，症见花柳日久不愈，遇劳即发，尿道口有分泌物，头晕目眩，耳鸣腰酸，面色少华，四肢不温，或遗精盗汗，尿频遗尿，带下清冷，舌质淡，脉细弱或虚软。

土茯十全汤（气血两虚型）

土茯苓30g，薏苡仁30g，山药30g，黄芪30g，党参15g，炒白术15g，茯苓15g，甘草10g，当归15g，川芎15g，白芍15g，熟地黄15g，远志10g，大枣3枚。

治气血两虚之花柳病，症见花柳病日久不愈，疮口苍白，或结毒溃破，脓水清稀，遇劳即发，或尿道口有分泌物，头晕目眩，面色少华，气短懒言，心悸怔忡，舌质淡，脉细弱无力。

第二篇　增补妇科及杂病篇

中医妇科学是运用中医学的理论研究妇女生理、病理特点和防治妇女特有疾病的一门临床学科。中医妇科学研究范围包括月经不调、崩漏、带下、子嗣、妊娠、临产、产后、乳疾、癥瘕、前阴诸疾及杂病等。中医妇科学是中医学重要组成部分之一，它是逐渐形成、发展和充实的。现把中医妇产科学的发展史分为以下十个阶段。

夏商周时期（公元前2197—公元前770）：中国远古时代的祖先，在劳动和生活中积累了药物和医疗技术，到了夏、商、周时代已有关于难产和种子、胎教理论记载。如《史记·楚世家》中有"胸剖而生契"的难产记载。《山海经·西山经》中有服"骨蓉"避孕的记载。《烈女传》有胎教的记录。

春秋战国时期（公元前770—公元前221）：在这一时期著名医家扁鹊因曾专门从事过妇产科的医疗工作，当时被称为"带下医"（妇科医生）。《内经》中也有妇科方面的理论记载，为中医妇产科学的发展奠定了基础。《左传》中有"庄公寤生"的难产记载。还有"男女同姓，其生不蕃"记载，明确提出近亲结婚有害于后代，这一观点比英国达尔文1858年的相关论述要早2500多年，而且对今天的优生学研究也有意义。

秦汉时期（公元前221—公元220）：此时期已有妇产科病案的记载。据《史记·扁鹊仓公列传》记载，太仓公淳于意首创"诊籍"，其中"韩女内寒月事不下"及"王美人怀子而不乳"的病案，都是妇产科最早的病案。到了汉代妇产科有了进一步的发展，在医事制度上设有"女医"，药物堕胎、连体胎儿、手术摘除死胎等首见记载，并出现了一批妇产科专著。马王堆汉墓出土的文物中有《胎产书》，是现存的最早妇产科专著，书中对妊娠按月养生提出一些见解，反映了当时对妊娠、胎产卫生的认识。张仲景所著《金匮要略》中的妇人三篇，论述了妊娠呕吐、妊娠腹痛、产后发热、热入血室、带下、经闭、癥瘕等病的证治，并提出阴道冲洗和纳药的外治法。当时的许多经验和方药至今有效。与张仲景同代的医学家华佗，是中国古代著名的外科专家，不仅成功地进行了开腹手术，也成功进行了摘除死胎的手术。《后汉书·华佗传》记载："佗曰：'死胎枯燥，执不自生。'使人探（远取）之，果得死胎，人形可识，但其色已黑。佗之绝技，皆此类也。"可见当时的妇产科已发展到了相当水平。

三国两晋时期（公元220—公元420）：这一时期，主要是脉学和病源证候学的成就，推动了妇产科学的发展。晋代王叔和所著《脉经》，根据《难经》独取寸口的原则，总结了公元3世纪以前的脉学知识，使诊脉的理论与方法系统化、规范化了。其中在妇产科方面，提出了"居经""避年"之说，指出"尺中不绝，胎脉方真"及脉辨男女，描写了产时"离经脉"，即"怀娠离经，其脉浮，设腹痛引腰脊，为今欲生也"。

隋唐时期（公元581—公元907）：隋巢元方的《诸病源候论》（公元610），是当时中医病理学巨著，包括内、外、妇、儿、五官五科。书中有妇人病八卷，前四卷论妇科病，包括月经、带下、前阴、乳房诸病，后四卷论产科病，按照妊娠、将产、难产及产后分类，逐项讨论了病因、病机及临床所见，内容颇为丰富。唐代（公元618—公元907）继隋制建立了比较完备的医事制度，设立了"大医署"，这是唐朝最高的医学教育机构和医疗机构，专门培养医药人才。医学发展特点是逐渐趋向专科化。唐代著名医学家孙思邈在所著《千金要方》中将妇人胎产列于卷首。广泛地讨论了求子、妊娠、产难、胞衣不出、月经、带下及杂病，还精辟地论述了临产及产后护理等内容。王焘所著的《外台秘要》还记载了若干堕胎断产的方法，并已注意到节制生育问题。此时，妇产科发展的重要特征，是出现在中国现存理论较完备的产科专著，即咎殷著的《经效产宝》。

两宋时期（公元960—公元1279）：宋代时妇产科已发展成为独立专科。

在国家医学教育规定设置的九科之中有产科。如《元丰备对》载："太医局九科学生额三百人……产科十人……。"这一时期出现一些重要妇产科专著。如杨子建著的《十产论》，陈自明著的《妇人大全良方》，朱瑞章著的《卫生家宝产科备要》，李师圣著的《产论》，郭稽中著的《妇人方》等。此期，在妇产科方面成就最大的是陈自明和他的著作《妇人大全良方》。该书系统地论述了妇产科常见疾病，还特别谈到了对难产的处理，是中国著名的妇产科专著，是当时一部杰出的作品，一直流传300多年，对后世医家也有巨大影响。

金元时期（公元1115—公元1234；公元1271—公元1368）：金元是医学百家争鸣时期，医学流派开始兴起，刘、张、李、朱四大家对妇产科从不同角度做出了贡献。元代医学设13科，有产科1门。金元四大家的学术发展，开阔了对妇产科疾病的诊断和治疗的思路。如刘完素著《素问病机气宜保命集·妇人胎产论》说："妇人童幼天癸未行之间，皆属少阴；天癸既行，皆从厥阴论之；天癸已绝，乃属太阴经也。"对妇女生理做出了规律性阐述，成为少女着重补肾、中年着重调肝、绝经期着重理脾的理论根据。张子和著《儒门事亲》认为"养生当论食补，治病当论药攻"，善用汗、吐、下三法以祛病，这种观点也常用于妇科。该书还记载了钩取死胎的成功案例，该书卷七的内伤形说："又一妇人临产……子死于腹……急取秤钩，续以壮绳……钩其死胎……。"开创了中医产科器械手术助产的先河。李杲认为"内伤脾胃，百病始生"，治病着重应用补脾升阳除湿之法，此法也广泛用于妇科而收到较好的效果。其所著《兰室秘藏》所论："妇人血崩，是肾水阴虚，不能镇守包络相火，故血走而崩也。"对今天月经病（主要是"功血"）的治疗是有指导意义的。朱震亨的"阳常有余，阴常不足"之说，治疗上重视保存阴精，对妇科胎前病、产后病提出的一些治疗原则在临床上有一定的参考价值。朱震亨在《格致余论·受胎论》中说："阴阳交媾，胎孕乃凝，所藏之处，名曰子宫，一系在下，上有两歧，一达于左，一达于右。"第一次明确描写了子宫的形态。

明朝时期（公元1368—公元1644）：明代的医事制度和医学教育设13科，据明史《百官志》记载有妇人科。此期间妇科专著较多。有薛己著的《薛氏医案》《女科撮要》《校注妇人良方》，万全著的《广嗣纪要》《妇人秘科》，王肯堂著的《证治准绳·女科》，武之望著的《济阴纲目》，李时珍所著《本草纲目》《奇经八脉考》和《濒湖脉学》，赵养葵著的《邯郸遗稿》，张介宾著的《景岳全书》等。这些妇产科专著和有关论述，对妇科疾病均有精辟论述，大大丰富了妇产科学的内容。其中《万氏妇人科》《广嗣纪要》《女科证治准绳》《景岳全书·妇人规》可称当时妇产科的佳作。

清代民国时期（公元1636—公元1949）：清代将妇产科统称为妇人科或女科。清代妇产科的著作较多，流传也较广。如傅山著的《傅青主女科》，萧赓六著的《女科经纶》，亟斋居士著的《达生篇》，陈梦雷等编著的《古今图书集成·医部全录》妇科20卷，吴谦等编著的《医宗金鉴·妇科心法要诀》，陈念祖著的《女科要旨》，沈尧封著的《沈氏女科辑要》，陈士择著的《石室秘录》，徐大椿著的《兰台轨范》，叶天士著的《叶天士女科》，沈金鳌著的《女科三尺》，吴道源著的《女科切要》，陈莲舫著的《妇科秘诀大全》，阎成斋著的《胎产心法》，汪朴斋著的《产科心法》，单养贤著的《胎产全书》，张曜孙著的《产孕集》，王清任著的《医林改错》，唐容川著的《血证论》等，对妇产科学的发展均有着较大影响。民国时期比较大的妇科著作有张锡纯著的《医学衷中参西录》，还有张山雷笺正的《沈氏女科辑要笺正》。清代的妇产科专著，现存不下数十种，在理论和实践中影响较大的首推《傅青主女科》《达生篇》《医宗金鉴·妇科心法要诀》和《沈氏女科辑要》。

中华人民共和国成立后（公元1949年以后）：建国之后中医事业得到很大的发展，中医妇科学得到进一步整理和提高。1956年以后各省市相继建立了中医学院，连续编写了五版《中医妇科学》统一教材，出版了《中国医学百科全书·中医妇科学》、教学参考丛书《中医妇科学》，各地还先后编写了一批内部教材和妇科专著。开展了博士、硕士不同层次的医学教育，培养了一大批中医妇科人才。

本篇为2016年8月由中国科学技术出版社出版的《医门推敲》第一部之妇科篇的增补篇，《医门推敲》第一部之妇科篇基本已经将临床常见妇科篇全部涵盖，现增补部分妇科遗漏章节。

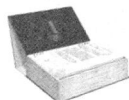

妊娠腹痛

　　妊娠腹痛，是指妊娠期间因胞脉、胞络阻滞或失养，气血运行不畅而发生以小腹疼痛为主证的疾病，称为"妊娠腹痛"。亦名"胞阻"，也有称"痛胎""胎痛""妊娠小腹痛"者。

寄生芍药散（肾虚血亏型）

　　桑寄生15g，熟地黄15g，菟丝子15g，芍药30g，当归10g，川芎10g。

　　治肾虚血亏之妊娠腹痛，症见妊娠小腹绵绵作痛，按之痛减，伴腰酸或腰痛，面色萎黄，头昏目眩，或心悸少寐，舌淡苔薄白，脉细滑弱。

香苏逍遥散（肝郁气滞型）

　　香附10g，紫苏梗10g，柴胡10g，茯苓10g，生白术10g，当归10g，白芍10g，甘草10g。

　　治肝郁气滞之妊娠腹痛，症见妊娠小腹胀痛伴两胁作痛，头痛目眩，口燥咽干，情志抑郁，神疲食少，或伴乳房胀痛，脉弦滑。

　　另血虚挟湿型：当归芍药散（《金匮要略》）；虚寒型：胶艾汤加减（《金匮要略》）；血瘀型：桂枝茯苓丸（《金匮要略》）合张胜兵安胎丸（《医门推敲》第一部）。

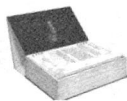

宫外孕

宫外孕是指孕卵在子宫腔外着床发育的异常妊娠过程。中医称之为异常妊娠。以输卵管妊娠最常见。病因常由于输卵管管腔或周围的炎症，引起管腔通畅不佳，阻碍孕卵正常运行，使之在输卵管内停留、着床、发育，导致输卵管妊娠流产或破裂。在流产或破裂前往往无明显症状，也可有停经、腹痛、少量阴道出血。破裂后表现为急性剧烈腹痛，反复发作，阴道出血，甚至休克。检查常有腹腔内出血体征，子宫旁有包块，超声检查可助诊。西医治疗以手术为主，纠正休克的同时开腹探查，切除病侧输卵管。若为保留生育功能，也可切开输卵管取出孕卵。中医保守治疗可以避免手术痛苦，亦能更好地保全输卵管。

水蛭破胎汤（正气尚足型）

小茴香1g，川牛膝15g，水蛭6g，全蝎10g，蜈蚣2条，丹参30g，炒王不留行30g，益母草30g，赤芍15g，桃仁10g，红花10g，刘寄奴10g，三棱10g，莪术10g，琥珀（研末分吞）10g。

治正气尚足之宫外孕。

另若正气不足，加黄芪，党参，去掉伤正气重之品；若四肢厥冷，甚至休克，先以参附汤抢救；若大汗淋漓，脉细数，先以生脉散抢救，加大量山茱萸敛汗涩津。

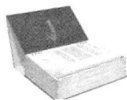

不孕症（附：针灸）

　　女子婚后夫妇同居2年以上，配偶生殖功能正常，未避孕而未受孕者，或曾孕育过，未避孕又2年以上未再受孕者，称为不孕症。前者称为原发性不孕症，后者称为继发性不孕症。古称前者为"全不产"，后者为"断绪"。

　　西医学认为女性原因引起的不孕症，主要与排卵功能障碍、盆腔炎症、盆腔肿瘤和生殖器官畸形等疾病有关。中医学对女性先天生理缺陷和畸形的不孕总结了五种不宜——"五不女"，即螺（又作骡）、纹、鼓、角、脉五种，其中除脉之外，均非药物治疗所能奏效的，故不属本节论述范畴。

　　【病因病机】男女双方在肾气盛，天癸至，任通冲盛的条件下，女子月事以时下，男子精气溢泻，两性相合，便可媾成胎孕，可见不孕主要与肾气不足，冲任气血失调有关。临床常见有肾虚、肝郁、痰湿、血瘀等类型。

　　1. 肾阳虚型（宫寒）　先天禀赋不足，或房事不节，损伤肾气，冲任虚衰，胞脉失于温煦，不能摄精成孕；或伤肾中真阳，命门火衰，不能化气行水，寒湿滞于冲任，湿壅胞脉，不能摄精成孕；或经期摄生不慎，涉水感寒，寒邪伤肾，损及冲任，寒客胞中，不能摄精成孕。

　　2. 肝郁型　情志不畅，肝气郁结，疏泄失常，血气不和，冲任不能相资，以致不能摄精成孕。

　　3. 痰湿型　素体肥胖，或恣食膏粱厚味，痰湿内盛，阻塞气机，冲任失司，躯脂满溢，闭塞胞宫；或脾失健运，饮食不节，痰湿内生，湿浊流注下焦，滞于冲任，湿壅胞脉，都可导致不能摄精成孕。

　　4. 血瘀型　经期、产后余血未净之际，涉水感寒；或不禁房事，邪与血结，瘀阻胞脉，以致不能摄精成孕。

　　5. 肾精不足型　先天禀赋不足；或房事不节，耗伤精血，肾阴亏损，以致冲任血少，不能凝精成孕，甚则阴血不足，阴虚内热，热伏冲任，热扰血海，以致不能凝精成孕。

6. 气血两虚型　指素体脾胃虚弱，或饮食不节，或久病大病失养，致气血两虚所表现出来的头晕目眩，少气懒言，乏力自汗，舌淡苔白，脉细弱，气血两虚无以濡养胞宫，故无子。

【辨证论治】不孕症的辨证，主要依据月经的变化、带下病的轻重程度；其次依据全身症状及舌脉，进行综合分析，明确脏腑、气血、寒热、虚实，以指导治疗。治疗重点是温养肾气，调理气血，使经调病除，则胎孕可成。此外，还须情志舒畅，房事有节，择纲组的候而合阴阳，以利于成孕。

1. 宫寒型（肾阳虚证）

主要证候：婚久不孕，月经后期，量少色淡，甚则闭经，平时白带量多，腰痛如折，腹冷肢寒，性欲淡漠，小便频数或失禁，面色晦暗，舌淡，苔白滑，脉沉细而迟或沉迟无力。

证候分析：肾阳不足，命门火衰，冲任失于温煦，不能摄精成孕，故致不孕；阳虚气弱，不能生血行血，冲任空虚，血海不按时满，故使月经后期，量少色淡，甚则闭经；肾阳虚，气化失常，水湿内停，伤及任带，故带下量多；肾阳不足，命门火衰，胞脉失煦，故腰痛如折，腹冷肢寒，性欲淡漠；肾阳不足，气化失常，关门不固，故小便频数或不禁。面色晦暗，舌淡，苔白滑，脉沉细而迟或沉迟无力，为肾阳不足之征。

治疗法则：温肾助阳，暖宫固精。

方药举例：

暖宫送子汤

小茴香6g，艾叶10g，吴茱萸10g，附子10g，干姜10g，桂枝10g，巴戟天10g，肉苁蓉10g，菟丝子10g，枸杞子10g，蛇床子10g，覆盆子10g，淫羊藿15g，肉桂（研末分吞）6g，阳起石15g，紫石英15g，鹿茸（研末分吞）3g。

方中小茴香、艾叶、吴茱萸、附子、干姜、桂枝、肉桂，温经散寒而暖宫；巴戟天、肉苁蓉、菟丝子、枸杞子、蛇床子、覆盆子、淫羊藿、阳起石、紫石英补肾暖宫而养冲任；更有血肉有情之品鹿茸补肾阳而益精血。全方可收温经散寒，暖宫助孕之功，故可有子。

另外，还有艾附暖宫丸（《沈氏尊生书》）、温胞饮（《傅青主女科》）。

2. 血瘀型

主要证候：多年不孕，月经后期，量少或多，色紫黑，有血块，经行不畅，甚或漏下不止，少腹疼痛拒按，经前痛剧，舌紫黯，或舌边有瘀点，脉弦涩。

证候分析：瘀血内停，冲任受阻，胞脉不通，则致多年不孕；瘀血阻滞，故使经行后期，量少，色紫黑，有血块及少腹疼痛；血不归经，或致漏下不止。舌脉也为瘀血内阻之征。

治疗法则：活血化瘀，温经通络。

方药举例：

化瘀送子汤

小茴香3g，干姜3g，香附10g，川牛膝10g，丹参15g，桃仁10g，益母草30g，牡丹皮10g，当归10g，川芎6g，赤芍10g，蒲黄10g，炒五灵脂10g，肉桂（研末分吞）3g，琥珀（研末分吞）10g。

方中小茴香、干姜、肉桂温经散寒；丹参、桃仁、益母草、牡丹皮、当归、川芎、赤芍养血活血行瘀；蒲黄、五灵脂活血化瘀止痛；香附行气化瘀；琥珀活血通经，尤对胞宫积聚有破瘀通经之效；川牛膝引药下行直达病所。全方共奏养血活血之效，使其经调而胎孕可成。

另外，还有少腹逐瘀汤（《医林改错》）。

若血瘀日久化热者，症见小腹灼痛，拒按，月经量多，色红，质黏有块，舌红，苔黄，脉滑数。治宜清热解毒，活血化瘀。方用少腹逐瘀汤加红藤、败酱草、薏苡仁、金银花等。

若兼血虚者，伴头晕眼花，心悸少寐，治宜养血活血，方用调经种玉汤（《万氏妇人科》）。

3. 痰湿型

主要证候：婚久不孕，形体肥胖，经行延后，甚或闭经，带下量多，色白质黏无臭，头晕心悸，胸闷泛恶，面色㿠白，苔白腻，脉滑。

证候分析：肥胖之人，痰湿内盛，气机不畅，则冲任阻滞，脂膜壅塞于胞而致不孕；冲任阻滞，则经行延后，甚或闭经；痰湿中阻，清阳不升，则面色㿠白，头晕；痰湿停于心下，则心悸，胸闷泛恶；湿浊下注，故带下量多，色白质黏无臭。苔白腻，脉滑，为痰湿内蕴之征。

治疗法则：燥湿化痰，理气调经。

方药举例：

化痰送子汤

浙贝母10g，法半夏15g，胆南星10g，白芥子6g，茯苓10g，泽泻10g，陈皮15g，枳壳10g，香附15g，苍术15g，白术10g，川牛膝10g，川芎6g，车前子10g。

方中浙贝母、半夏、胆南星、白芥子、茯苓、泽泻、苍术、白术健脾祛湿消积；陈皮燥湿化痰理气；枳壳、香附、川芎理气行滞调经；川牛膝引药下行直达病所。如此，则痰祛经调，故有子。

另外，还有启宫丸（经验方）、苍附导痰丸（叶天士《临证指南》）。

若痰湿内盛，胸闷气短者，酌加瓜蒌、南星、石菖蒲宽胸利气以化痰湿；经量过多者，去川芎，酌加黄芪、续断补气益肾以固冲任；心悸者，酌加远志以祛痰宁心；月经后期或闭经者，酌加鹿角胶、淫羊藿、巴戟天。

4. 肝郁型

主要证候：多年不孕，月经愆期，量多少不定，经前乳房胀痛，胸胁不舒，小腹胀痛，精神抑郁，或烦躁易怒，舌红，苔薄，脉弦。

证候分析：情志不舒，则肝失条达，气血失调，冲任不能相资，故多年不孕；肝郁气滞，故经前乳房胀痛，胸胁不舒，小腹胀痛；肝郁疏泄失常，血海失司，则月经愆期，量多少不定。舌红，苔薄，脉弦，为肝郁之征。

治疗法则：疏肝解郁，理血调经。

方药举例：

解郁送子汤

柴胡10g，郁金10g，香附10g，玫瑰花10g，炒白芍30g，枸杞子10g，当归15g，炒白术15g，牡丹皮10g，茯苓10g，天花粉6g，合欢皮10g。

方中柴胡、郁金、香附、玫瑰花、合欢皮疏肝解郁理气；白芍、枸杞子养血柔肝；当归、牡丹皮活血养肝；白术、茯苓健脾胃以资化源；天花粉生津益血。全方共奏疏肝解郁，调经助孕之效。

另外，还有百灵调肝汤（《百灵妇科》）、开郁种玉汤（《傅青主女科》）。

5. 肾精不足证

主要证候：婚久不孕，月经错后，量少色淡，头晕耳鸣，腰酸腿软，眼花心悸，皮肤不润，面色萎黄，舌淡，苔少，脉沉细。

证候分析：肾阴亏损，精血不足，冲任空虚，不能凝精成孕，则月经后期，量少色淡，婚久不孕；精血亏少，血虚不能上荣清窍，则头晕、耳鸣、眼花；内不荣脏腑，则心悸，腰酸腿软；外不荣肌肤，则皮肤不润，面色萎黄。舌淡，苔少，脉沉细，为精血亏虚之征。

治疗法则：滋肾填精，调补冲任。

方药举例：

填精送子汤

熟地黄30g，黄精15g，制首乌15g，枸杞子10g，女贞子10g，菟丝子10g，紫河车10g，山茱萸15g，白芍15g，当归15g。

方中熟地黄、黄精、制首乌、枸杞子、女贞子、菟丝子、紫河车、山茱萸滋肾而益精血，当归、白芍养血调经。全方共奏滋肾养血调经之效，精血充足，冲任得滋，自能受孕。

另外，还有养精种玉汤（《傅青主女科》）。

若血虚甚者，酌加鹿角胶、龟甲胶等血肉之品填精养血，大补奇经。

若血虚伤阴，阴虚内热者，症见月经先期，量少，色红，腰酸腿软，手足心热，甚则潮热盗汗，口燥咽干，颧赤唇红，舌红而干，脉细数。治宜养阴清热，方用清血养阴汤。

若兼有潮热者，酌加知母、青蒿、龟甲、炙鳖甲等以滋阴而清虚热。

6. 气血两虚型

主要证候及分析：指素体脾胃虚弱，或饮食不节，或久病大病失养，致气血两虚所表现出来的头晕目眩，少气懒言，乏力自汗，舌淡苔白，脉细弱。

治疗法则：气血两补，调补冲任。

方药举例：

荣宫送子汤

黄芪30g，人参10g，白术10g，茯苓10g，甘草10g，当归10g，川芎10g，熟地黄10g，白芍10g，酸枣仁10g，五味子10g，枸杞子10g，菟丝子10g，女贞子10g，肉苁蓉10g。

方中黄芪、人参、白术、茯苓、甘草补气，当归、川芎、熟地黄、白芍养血，酸枣仁、五味子安神以养血，枸杞子、菟丝子、女贞子、肉苁蓉补肾荣宫以益精血。如此，则气血足，胞宫荣，故能有子。

另外，还有毓麟珠（《景岳全书》）。

附：针灸

针灸可选穴位，包括关元，气海，中极，命门，肾俞，次髎，太溪，三阴交，阴廉，肓俞穴（子户穴），四满，气穴（胞门穴），大赫。

宫寒型：关元，命门，阴廉。

血瘀型：膈俞，血海，天枢。

肝郁型：太冲，期门。

痰湿型：阴陵泉，丰隆。

肾精不足型：太溪，复溜，三阴交。

气血两虚型：中脘，天枢，足三里。

大部分穴位灸法为主可温盒灸或温针灸，关元穴针尖向下，进针两寸左右，针感向会阴部扩散为佳，次髎针感向腰骶部甚至会阴部扩散为佳。

肓俞穴（子户穴，脐中旁开0.5寸），四满（当脐中下2寸，前正中线旁开0.5寸），气穴（胞门穴，当脐中下3寸，前正中线旁开0.5寸），大赫（当脐中下4寸，前正中线旁开0.5寸）。其中气穴为冲脉足少阴之会，又名胞门穴，治疗月经不调，白带，小便不通，泄泻，痢疾，腰脊痛，阳痿，生理不顺，腰部疼痛，冷感症等。该穴为人体足少阴肾经上的重要穴道。穴位配伍：配天枢穴、大肠俞穴，主消化不良；配中极穴、阴陵泉穴、膀胱俞穴，主五淋、小便不利；配气海穴、三阴交穴、肾俞穴、血海穴，治月经不调、血带、宫冷不孕、先兆流产、阳痿、不育症。

中医妇科三字经

◀◀◀ 月经病

月经病，多违期，量色质，变常序。致病因，主次理：寒热湿，外邪欺；忧思怒，内伤里，房室累，劳倦疲。经早至；多属热；渐迟至，多寒邪；错杂至，肝郁结。实量多，虚淡色，热紫红，寒纯黑；瘀为患，血块泻。

1. 经期异常

经先期，热与虚。补中汤，气虚与。阳盛热，清经散；肝郁热，黑逍遥；阴虚热，两地汤。经后期，寒虚滞。温经汤，实寒休；暖宫丸，虚寒求；补元煎，血虚救；乌药汤，气滞疏。经愆期，气血伤。逍遥散，肝郁畅，固阴煎，肾虚商。期延长，瘀虚热。桃四物，合失笑，祛血瘀，能活血；两地汤，二至丸，养阴液，退虚热。

2. 经量异常

经量多，虚与热。气虚者，淡清测；举元煎，升固摄。血热者，红紫色；保阴煎，清凉折。若血瘀，紫黑色；失笑散，化活血。经量少，虚与痰。滋血汤，血虚予。桃四物，血瘀逐。归肾丸，肾虚补；苍导痰，湿痰除。

3. 经行异症

经行衄，称逆经；气血逆，热为病。肝郁火，胁胀痛；引经汤，血下行。肺阴虚，潮热咳；滋肺肾，顺经汤。经行泻，脾肾虚，治求本，调经辅。谷不化，参苓术。五更作，宜温补；四神丸，合健固。间期血，精元充，阳内动，血妄动；肾阴虚，滋阴血，二至丸，两地合；湿热蕴，清湿热，清肝淋，加减成；瘀血留，化瘀血，逐瘀汤，止血良。

4. 痛经

经行痛，称痛经；腹与身，两处分；经前发，为实证；经后作，虚证明。气血滞，胸胁胀；宜运行，膈逐汤。阴虚寒，热痛减，便清长，温经商。寒湿凝，冷痛凉；经色暗，腹逐汤。湿热注，腹灼痛，连腰骶，清调尝。气血虚，疗痛长；调补养，圣愈良。肝肾亏，腰酸胀，脉沉细，调肝肠。

5. 经闭

经闭症，分虚实；虚血枯，实邪隔；妊亦闭，细辨之。肝肾亏，腰腿酸；归肾丸，细调养。气血虚，面色苍；养荣汤，甚堪尝。虚血燥，五烦潮；一阴煎，养阴调。气血瘀，胁腹胀；府逐瘀，气滞商。痰湿阻，胁满闷；导痰丸，合佛手。

6. 崩漏

崩漏病，本一症；淋沥漏，注下崩；热虚瘀，冲任损；急治标，缓图本；漏养血，崩固升。血热者，分虚实；滋虚热，保阴煎；清实热，用固经。肾虚者，分阴阳；左右归，快煎尝。脾虚漏，益气摄；宜固本，止崩汤。血瘀者，小腹痛；四物予，失笑散。

7. 绝经前后诸症

经断期，诸症异；易烦怒，昏眩悸；手心热，腰痛戚。因肾虚，辨阴阳，左右归，亦煎尝。

◀◀◀ 带下病

带下病，任带损；湿为患，内外分；因外感，或内生；脾失运，肾失固。脾虚者，白带淋；完带汤，健且升。肾阳虚，带清冷；内补丸，下元温。肾阴虚，带赤白；柏地黄，虚火滋。湿热侵，带浊浑；止带方，湿热清。有热毒，带腐臭；味毒饮，毒热解。

◀◀◀ 妊娠病

1. 恶阻

恶阻发，孕之初；头眩晕，食即吐；胃气逆，冲脉究。若胃虚，脘闷胀，倦思睡，六君良。因肝热，酸水长，胸胁满，苏连汤；痰滞者，心悸漾，呕痰涎，夏苓汤。

2. 胎动不安、胎漏、滑胎

胎不安，漏下频，小腹坠，腰酸甚；调气血，固冲任。若肾虚，尿频遗，寿胎丸，强腰膝；固冲丸，滑胎宜。若气虚，神萎靡，血色淡，举元益。固益汤，漏下止；磐石散，坠胎安。因血热，色红鲜，烦且渴，保阴煎；止胞漏，阿胶加。若血虚，黄肿颐；苎麻汤，坠下已。因外伤，跌仆闪，胎气损，圣愈痊。素癥瘤，瘀胞阻；摄养失，桂茯丸。

3. 子肿

子肿病，气水辨，察肤色，视凹陷，温脾肾，行气先。脾虚者，大便溏，白术散，健脾阳。肾虚者，腰酸恙，下肢冷，真武汤。气滞者，胸闷胀，天仙藤，为散尝。

4. 子淋

子淋病，小便频，点滴下，疼痛甚；气不化，水不行，勿大利，宜清润。阴虚者，两颧红，烦不寐，知柏崇。实热者，尿热痛，口渴苦，导赤宗。湿热注，尿黄赤，渴不饮，加五淋。

5. 难产

难产者，有多样；生理异，手术良；胎不正，早查防；气血乖，调和量。虚弱者，微痛胀，面苍白，难产方。若瘀滞，剧痛样，催生饮，行则昌。

◀◀◀ 产后病

1. 产后血晕

产后晕，眩晕昏，或呕吐，或口噤；虚与瘀，两病因；速急救，促清醒；可针灸，可醋熏。属血虚，恶寒多，面苍白，冷汗作；补血加，独参妥。属血瘀，恶露少，腹拒按，喘促貌；夺命散，补兼消。

2. 产后腹、身痛

产后痛，称儿枕；运行滞，疼痛生。因血虚，疞痛吟，且喜按，耳中鸣；肠宁汤，建中增。因血瘀，小腹痛，多拒按，得热松；生化汤，祛瘀通。又身痛，寒与虚；风寒痛，独寄生；血虚痛，芪桂五；肾虚痛，壮肾汤。

3. 恶露不绝

恶露淋，责冲任；热虚瘀，三病因。气虚者，色淡红，多而稀，益气宗。血热者，色红鲜，稠且臭，保阴煎。血瘀者，色紫黯，少腹痛，生化汤。

4. 产后发热

产后热，阴血亏；阳浮散，腠理脆，邪易侵，虚瘀随；调气血，和营卫。因血虚，身热微，眩晕悸，八珍类。因血瘀，腹痛胀，下血块，生化汤。因外感，头痛强，用四物，加荆防。染邪毒，寒热战，施解毒，活血汤。

◀◀◀ 妇科杂病

1. 癥瘕

癥瘕病，结块生；妇易患，瘀滞成；癥坚硬，瘕无形；辨气血，论久新。气滞者，时聚散，无定处，香棱丸。血瘀者，痛拒按；桂苓先，䗪虫丸。痰湿者，脘痞闷；二陈汤，开郁良。

2. 不孕

不孕症，责肝肾，气血乖，冲任寻。因肾阳，小便清，腰腿软，毓麟温。因肾阴，面萎黄，经量少，养精汤。因肝郁，乳房胀，经愆期，开郁汤。因痰湿，形肥胖，白带多，启宫方。因瘀血，经后期；小腹痛，腹逐汤。

3. 阴痒

阴痒者，甚或痛，出黄水，白带凶；湿热蕴，染病虫；渗湿汤，龙胆从；肝肾阴，虚为痒；柏地黄；滋止痓。外熏洗，效更宏；蛇床方，损痒宗。

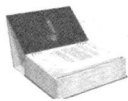

杂　病

◀◀◀ 三叉神经痛

治疗三叉神经痛有一方，名曰"温痰定痛饮"，其方如下。

> **温痰定痛饮**
>
> 附子10g，干姜10g，桂枝10g，羌活10g，法半夏10g，白芥子6g，天南星6g，白芷10g，禹白附6g，僵蚕10g，全蝎10g，蜈蚣2条。

治素体阳虚，寒痰阻络之三叉神经痛，舌淡苔白腻，脉迟或缓。

前几天，接到一个电话，病人要过来看坐骨神经痛，自述是其哥哥介绍，但凡有这种情况，我都会问病人的现状，其回答说，他哥哥三叉神经痛二十几年，全国各地都不曾治愈，卡马西平对其已经无效，是经人介绍，到我这里治好，至今未发。现将整个过程整理出来。

某男，汉川人，当时46岁，5年前初诊。

主诉：面痛23年，加重3个月。

现病史：患者自诉23年前开始面部如刀割样疼痛，经西医诊断为三叉神经痛，遂开始服用卡马西平，每痛服之皆效，然不能根治，故四处寻求根治之法，无果，后卡马西平渐不能止痛，于是寻求中医，亦无果，二十多年来，疼痛几乎不曾停止，夏轻冬重，平素怕冷，纳可，寐可，舌紫黯苔白腻边有齿痕，脉濡。

根据现有资料，基本可以判断此人素体阳虚，寒湿困体，风痰阻络。问其职业，答曰：自小养鱼至今，乃渔民也，长期下水作业。由于久病必瘀，故其必为寒痰挟瘀无疑，况其舌紫黯为挟瘀之佐证。

处方：温痰定痛饮合双合止痛汤加减。

温痰定痛饮合双合止痛汤加减

附子10g，干姜10g，桂枝10g，羌活10g，防风10g，荆芥10g，法半夏10g，白芥子6g，天南星6g，白芷10g，禹白附6g，僵蚕10g，全蝎10g，蜈蚣2条，桃仁10g，红花10g，赤芍10g，当归10g，丹参15g，川芎20g，蔓荆子10g，天麻10g。

针灸处方：百会（温针灸），印堂，上星，阳白，鱼腰透丝竹空，太阳，巨髎透四白，下关，地仓透颊车，风池，合谷（强刺激），膈俞，血海（膈俞配血海相当于桃红四物汤，为一切血瘀证必配之穴对）。

一共针灸3次，服用中药7剂，患者自诉疼痛频率大大降低，由于患者在汉川养鱼，而武汉市张胜兵中医门诊部在武汉市东西湖区，故将水药方乘以10，水泛为丸，嘱其服用3个月善后，禁生冷，嘱其换工作，不再下水养鱼。

5年过去了，其弟弟打电话来，告知此人竟再未发病过，不仅如此，其仍然在养鱼，还是下水作业，根本没有遵医嘱！

此方其实并无特别之处，对症下药而已，唯一觉得特别的地方可能就是附子和半夏同用，关于十八反十九畏，请大家查阅《医门推敲》第一部，上面详细说明了十八反十九畏的历史性错误，大部分十八反十九畏都是可以同用的，倘若用之得当，常获奇效！附子和半夏相反相成，善治一切风痰阻于经络，此方如果没有此药对，恐怕难以速效！

现以两首青州白丸子为佐证说明之。

青州白丸子（其一），《太平惠民和剂局方》卷一。

青州白丸子《太平惠民和剂局方》

半夏（白好者，水浸洗过，生用）210g，川乌头（去皮、脐，生用）15g，南星（生）90g，白附子（生）60g。

用法：上药捣碎，罗为细末，以生绢袋盛，用井花水摆，未出者更以手揉令出；如有滓，更研，再入绢袋摆尽为度，放瓷盆中，日中晒，夜露至晓，弃水，别用井花水搅，又晒，至来日早晨，更换新水搅；如此春五日、夏三日、秋七日、冬十日，去水晒干，候如玉片，碎研，以糯米粉煎粥清为丸，如绿豆大。初服5丸，加至15丸，生姜汤下，不拘时候。如瘫缓风，以温酒下20丸，日三服，至三日后，浴当有汗，便能舒展。服经三五日，呵欠是应。常服10粒已来，永无风痰隔壅之患。小儿惊风，薄荷汤下2～3丸。

功用：祛风痰，通经络。

主治：风痰入络，手足麻木，半身不遂，口眼㖞斜，痰涎壅塞，以及小儿惊风，大人头风，妇人血风。

青州白丸子（其二），明·方贤著《奇效良方》。

青州白丸子《奇效良方》

南星（生用二两）白附子（二两）川乌头（去皮脐半两）半夏（好白者水浸洗过七两）。

制法：上碾为细末，以生绢袋盛于井花水内，摆出未出者，更以手揉令出，以滓更研，再生绢袋摆净为度。于瓷盆中日晒夜露，每旦换新水，搅而复澄。春五、夏三、秋七、冬十日，去水晒干，如玉片。碎研以糯米粉煎粥清为丸，如绿豆大。

功能与主治：治男子妇人手足瘫痪，风痰壅盛，呕吐涎沫，及小儿惊风，并皆治之。

◀◀◀ 顽固性牛皮癣

之前曾有一首皮肤病方阳和肤康汤，具体如下。

阳和肤康汤

附子10g，干姜10g，桂枝10g，黄芪10g，炒白术10g，炒苍术10g，厚朴10g，陈皮10g，茯苓10g，猪苓10g，泽泻10g，滑石18g，当归10g，白芍10g，川芎10g，生地黄10g，何首乌10g，刺蒺藜10g，防风10g，荆芥10g，栀子6g，木通3g，甘草3g，肉桂（研末分吞）3g。

治脾肾阳虚，血虚生风，寒湿壅滞于肌肤之牛皮癣（湿寒性白疕）、带状疱疹（湿盛型缠腰火丹）、湿疹（湿疮）、缠腰火丹等各种皮肤病。

皮肤病，一直以来都是比较反复的病，古人云：大夫不治癣，治癣丢了脸。这里的癣泛指皮肤病，意思说，医生不治皮肤病，否则容易丢脸，因为皮肤病容易复发，很多皮肤病都只是治标，比方说很多皮肤病忌辛辣发物，一旦饮食不注意，就诱发了，病人就会认为医生没水平，没有根治他的病情。我们这里讲的顽固性牛皮癣更被称为皮肤病中不死的癌症，一直都是皮肤病类难以攻克的难关。然而，对于寒湿型皮肤病，相对来说，根治的可能性还是很大的！下面我们就以一例顽固性牛皮癣来诠释这一观点。

某男，孝感人，当时30岁，7年前初诊。

主诉：遍身奇痒难忍10年，加重3个月。

现病史：患者自诉10年前开始腿部奇痒，后发展至全身，伴皮肤表面覆盖多层干燥的银白色鳞屑，经西医诊断为银屑病，经过内服、外洗等多种方法治疗，效果不理想，经人介绍前来就诊。其自诉此病夏轻冬重，发病时夜寐不宁，平素怕冷，观其面色少华，舌淡苔白腻边有齿痕，脉细滑。

根据现有资料，基本可以判断此人素体阳虚，寒湿困体，血虚生风，遂拟方阳和肤康汤加味。

阳和肤康汤加味

　　附子10g，干姜10g，桂枝10g，黄芪10g，炒白术10g，炒苍术10g，厚朴10g，陈皮10g，茯苓10g，猪苓10g，泽泻10g，滑石18g，当归10g，白芍10g，川芎10g，生地黄10g，何首乌10g，刺蒺藜10g，防风10g，荆芥10g，栀子6g，木通3g，甘草3g，肉桂（研末分吞）3g，首乌藤30g，茯神15g。

　　15剂后，瘙痒基本消失，夜寐安宁，改方如下。

阳和肤康汤减味

　　附子10g，干姜10g，桂枝10g，黄芪10g，炒白术10g，炒苍术10g，厚朴10g，陈皮10g，茯苓10g，猪苓10g，泽泻10g，滑石18g，当归10g，白芍10g，川芎10g，生地黄10g，何首乌10g，刺蒺藜10g，防风10g，荆芥10g，甘草3g，肉桂（研末分吞）3g。

　　又15剂后，银白色鳞屑基本消失，遂以后方乘以10水泛为丸，服用3个月善后，随访7年未发！

第三篇 脉学篇

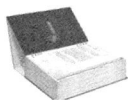

总 论

　　脉诊，又称拿脉，把脉，切脉，是医者以指腹按一定部位的脉搏诊察脉象。通过诊脉，体察患者不同的脉象，以了解病情，诊断疾病。它是中医学一种独特的诊断疾病的方法。

◀◀◀ 脉象形成的原理

　　脉象即脉动应指的形象。心主血脉，包括血和脉两个方面，脉为血之府，心与脉相连，心脏有规律的搏动，推动血液在脉管内运行，脉管也随之产生有节律的搏动，因而形成脉搏故能心动应指，脉动应指，心脏有规律的搏动和血液在管内运行均由宗气所推动。血液循行脉管之中，流布全身，环周不息，除心脏的主导作用外，还必须有各脏器的协调配合，肺朝百脉，即循行全身的血脉，均汇聚于肺，且肺主气，通过肺气的敷布，血液才能布散全身；脾胃为气血生化之源，脾主统血；肝藏血，主疏泄，调节循环血量；肾藏精，精化气，是人体阳气的根本，各脏腑组织功能活动的原动力，且精可以化生血，是生成血液的物质基础之一。因此脉象的形成，与脏腑气血密切相关。

◀◀◀ 脉诊的临床意义

　　脉象的形成，既然和脏腑气血关系十分密切，那么，气血脏腑发生病变，血脉运行受到影响，脉象就有变化，故通过诊察脉象的变化，可以判断疾病的病位、性质、邪正盛衰与推断疾病的进退预后。

1. 判断疾病的病位、性质和邪正盛衰

疾病的表现尽管极其复杂，但从病位的浅深来说，不在表便在里，而脉象的浮沉，常足以反映病位的浅深。脉浮，病位多在表；脉沉，病位多在里。疾病的性质可分寒证与热证，脉象的迟数，可反映疾病的性质，如迟脉多主寒证，数脉多主热证。邪正斗争的消长，产生虚实的病理变化，而脉象的有力无力，能反映疾病的虚实证候，脉虚弱无力，是正气不足的虚证；脉实有力，是邪气亢盛的实证。

2. 推断疾病的进退预后

脉诊对于推断疾病的进退预后，有一定的临床意义。如久病脉见缓和，是胃气渐复，病退向愈之兆；久病气虚、虚劳、失血、久泄久痢而见洪脉，则多属邪盛正衰危候。

外感热病，热势渐退，脉象出现缓和，是将愈之候；若脉急疾，烦躁，则病也。如战汗，汗出脉静，热退身凉，为病退向愈；若脉急疾，烦躁，为病进危候。

◀◀◀ 诊脉的部位

诊脉的部位，有遍诊法、三部诊法和寸口诊法。遍诊法见于《素问·三部九候论》，切脉的部位有头、手、足三部，三部诊法见于汉代张仲景所著的《伤寒杂病论》。三部，即人迎（颈侧动脉）、寸口、趺阳（足背动脉）。以上两种诊脉的部位，后世已少采用，自晋以来，普遍选用的切脉部位是寸口。寸口诊法始见于《内经》，主张独取寸口的是《难经》，但当时这一主张未能普遍推行，直至晋代王叔和所著的《脉经》，才推广了独取寸口的诊脉方法。

寸口，又称脉口、气口，其位置在腕后桡动脉搏动处，诊脉独取寸口的理论依据是：寸口为手太阴肺经之动脉，为气血会聚之处，而五脏六腑十二经脉气血的运行皆起于肺而止于肺，故脏腑气血之病变可反映于寸口。另外，手太阴肺经起于中焦，与脾经同属太阴，与脾胃之气相通，而脾胃为后天之本，气血生化之源，故脏腑气血之盛衰都可反映于寸口，所以独取寸口可以诊察全身的病变。

寸口分寸、关、尺三部，以高骨（桡骨茎突）为标志，其稍内方的部位为关，关前（腕端）为寸，关后（肘端）为尺。两手各分寸、关、尺三部，共六部脉。寸、关、尺三部可分浮、中、沉三候，是寸口诊法的三部九候。

寸、关、尺分候脏腑，历代医家说法不一，目前多以下列为准。

左寸可候：心与膻中，右寸可候：肺与胸中。

左关可候：肝胆与膈，右关可候：脾与胃。

左尺可候：肾与小腹，右尺可候：肾与小腹。

◀◀◀ 诊脉有方法和注意事项

1. 时间

诊脉的时间最好是清晨，因为清晨患者不受饮食、活动等各种因素的影响，体内外环境都比较安静，气血经脉处于少受干扰的状态，故容易鉴别病脉。但也不是说其他时间不能诊脉。

总的来说，诊脉时要求有一个安静的内外环境。诊脉之前，先让患者休息片刻，使气血平静，医生也要平心静气，然后开始诊脉。诊室也要保持安静。在特殊的情况下应随时随地诊察患者不必拘泥于这些条件。

2. 体位

要让患者取坐位或正卧位，手臂平放和心脏近于同一水平，直腕仰掌，并在腕关节背垫上脉枕，这样可使气血运行无阻，以反映机体的真正脉象。

3. 指法

医者和患者侧向坐，用左手按诊患者的右手，用右手按诊患者的左手。诊脉下指时，首先用中指按在掌后高骨内侧关脉位置，接着用食指按在关前的寸脉位置，无名指按在关后尺脉位置。位置放准之后，三指应呈弓形，指头平齐，以指腹接触脉体。布指的疏密要和患者的身长相适应，身高臂长者，布指宜疏，身矮臂短者，布指宜密，总以适度为宜。三指平布同时用力按脉，称为总按；为了重点地体会某一部脉象，也可用一指单按其中一部脉象，如要重点体会寸脉时，微微提起中指和无名指，诊关脉则微提食指和无名指，诊尺脉则微提食指和中指。临床上总按、单按常配合使用，这样对比的诊脉方法，颇为实用。单按分候寸口三部，以察病在何经何脏，总按以审五脏六腑的病变。

诊小儿脉可用"一指（拇指）定关法"，而不细分三部，因小儿寸口部短，不容三指定寸、关、尺。

4. 举按寻

这是诊脉时运用指力的轻重和挪移，以探索脉象的一种手法。持脉之要有三，就是举、按、寻。用轻指力按在皮肤上，叫举，又叫浮取或轻取；用重指力按在筋骨间，叫按，又称沉取或重取；指力不轻不重，还可亦轻亦重，以委曲求之，叫寻。因此，诊脉必须注意举、按、寻之间的脉象变化。此外，当三部脉有独异时，还必须逐渐挪移指位，内外推寻。寻者寻找之意，不是中取。

5. 平息

一呼一吸称一息，诊脉时，医者的呼吸要自然均匀，用一呼一吸的时间去计算患者脉搏的至数，如正常脉象及病理性脉象之迟、数、缓、疾等脉，均以息计，今天有秒表对诊脉有一定的帮助。但平息的意义还不止如此。平是平调的意思，要求医者在诊脉时，思想集中，全神贯注。因此，平息除了以"息"计脉之外，还要做到虚心而静，全神贯注。

6. 五十动

每次诊脉，必满五十动。即每次按脉时间，每侧脉搏跳动不应少于五十次。其意义有二：一为了解五十动中无促、结、代脉，防止漏诊。二为说明诊脉不能草率从事，必须以辨清脉象为目的。如果第一个五十动仍辨不清楚，可延至第二个或第三个五十动。总之，每次诊脉时间，以2～3分钟为宜。

◀◀◀ 正常脉象

正常脉象古称平脉，是健康无病之人的脉象。正常脉象的形态是三部有脉，一息四至（闰以太息五至，相当72～80次/分），不浮不沉，不大不小，从容和缓，柔和有力，节律一致，尺脉沉取有一定力量，并随主理活动和气候环境的不同而有相应的正常变化。

1. 特点

正常脉象有胃、神、根三个特点。

（1）有胃：有胃气的脉象，古人说法很多，总的来说，正常脉象不浮不沉，不快不慢，从容和缓，节律一致便是有胃气。即使是病脉，无论浮沉迟数，但有徐和之象者，便是有胃气。脉有胃气，则为平脉；脉少胃气，则为病变；脉无胃气，则属真脏脉，或为难治或不治之征象。故脉有无胃气对判断疾病凶吉预后有重要的意义。

（2）有神：有神的脉象形态，即脉来柔和。如见弦实之脉，弦实之中仍带有柔和之象；微弱之脉，微弱之中不至于完全无力者都叫有脉神。神之盛衰，对判断疾病的预后有一定的意义。但必须结合声、色、形三者，才能做出正确的结论。脉之有胃、有神，都是具有冲和之象，有胃即有神，所以在临床上胃与神的诊法一样。

（3）有根：三部脉沉取有力，或尺脉沉取有力，就是有根的脉象形态。或病中肾气犹存，先天之本未绝，尺脉沉取尚可见，便是有生机。若脉浮大散乱，按之则无，则为无根之脉，为元气离散，标志病情危笃。

2. 影响因素

正常脉象随人体内外因素的影响而有相应的生理性变化。

（1）四时气候：由于受气候的影响，平脉有春弦、夏洪、秋浮、冬沉的变化。此因人与天地相应，人体受自然界四时气候变化的影响，生理功能也相应地变化，故正常人四时平脉也有所不同。

（2）地理环境：地理环境也能影响脉象，如南方地处低下，气候偏温，空气湿润，人体肌腠缓疏，故脉多细软或略数；北方地势高，空气干燥，气候偏寒，人体肌腠紧缩，故脉多表现沉实。

（3）性别：妇女脉象较男子濡弱而略快，妇女婚后妊娠，脉常见滑数而冲和。

（4）年龄：年龄越小，脉搏越快，婴儿每分钟脉搏120～140次；五六岁的幼儿，每分钟脉搏90～110次。年龄渐长则脉象渐和缓，青年体壮脉搏有力；老人气血虚弱，精力渐衰，脉搏较弱。

（5）体格：身躯高大的人，脉的显现部位较长；矮小的人，脉的显现部位较短，瘦人肌肉薄，脉常浮；肥胖的人，皮下脂肪厚，脉常沉。凡常见六脉沉细等同，而无病象的叫作六阴脉；六脉常见洪大等同，而无病象的，叫作六阳脉。

（6）情志：一时性的精神刺激，脉象也发生变化，如喜则伤心而脉缓，怒则伤肝而脉急，惊则气乱而脉动等。此说明情志变化能引起脉象的变化，但当情志恢复平静之后，脉象也就恢复正常。

（7）劳逸：剧烈运动或远行，脉多急疾；人入睡之后，脉多迟缓；脑力劳动之人，脉多弱于体力劳动者。

（8）饮食：饭后、酒后，脉多数而有力；饥饿时，稍缓而无力。

此外，有一些人，脉不见于寸口，而从尺部斜向手背，称斜飞脉；若脉出现于寸口的背侧，则称反关脉。还有出现于腕部其他位置者，都是生理特异脉位，是桡动脉解剖位置的变异，不属病脉。

◀◀◀ 病理性脉象

疾病反映于脉象的变化，叫作病脉。一般来说，除了正常生理变化范围以及个体生理特异之外的脉象，均名病脉。不同的病理脉象，反映了不同的病证，由于对脉象感觉与体会的差异，历代医家对常见病脉的分类和命名亦存在着差别。《内经》记载有二十一种脉象；《伤寒杂病论》记载二十六种脉象；我国最早的脉学专书《脉经》提出二十四种脉象；《景岳全书》提出十六种；李时珍《濒湖脉学》提出二十七种脉象；李士材的《诊家正眼》又增加疾脉，从二十八脉论述；周学霆的《三指禅》沿用《濒湖脉学》二十七脉；黄宫绣的《脉理求真》在《诊家正眼》基础上增加大、小二脉，共计三十脉整；陈士铎的《辨证录》载三十八种脉象。本书沿用《三指禅》两两相对之对脉特色，认为大、小脉有存在的必要，故本书同《脉理求真》，载脉三十整。

脉象是通过位、数、形、势等四方面来体察。位，即脉之部位，是指在皮肤下的深度而言。脉位分浮沉，浅显于皮下者为浮脉，深沉于筋骨者为沉脉。数即至数，是指脉动的速率，脉数分迟数。一息不足四至为迟，一息五六至为数。形，即形态，包括脉管的粗细及其特殊形象，指下予以辨形，如芤脉似葱管，动脉似豆等。势，即脉动的气势或力量，以辨虚实。如脉来势大，有力为实；脉动势小，无力为虚等。

在三十病脉中，有单一脉与复合脉之别。有的脉在位、数、形、势方面仅有单一的变化，如浮脉、沉脉表现为脉位的变化，迟脉、数脉表现为至数的变化。这种单方面变化而形成的脉象，称单一脉。许多脉象要从位、数、形、势多方面综合体察，才能进行区别。如弱脉由虚、沉、小三脉合成，牢脉由沉、实、大、弦、长五脉合成，浮大、有力、势猛为洪脉等，这种由两个或两个以上方面的变化而形成的脉象，称复合脉。单一脉往往不能全面反映疾病的本质，而复合脉则可以从多方面反映疾病的情况。除了上述三十脉之外，还常出现数种脉象并见的相兼脉（也叫合脉），如浮紧、浮缓、沉细、滑数等。

◀◀◀ 小儿脉

诊小儿脉，与成人有所不同，因小儿寸口部位狭小，难分寸、关、尺三部。此外，小儿临诊时容易惊哭，惊则气乱，脉气亦乱，故难于掌握，后世医家多以一指总候三部。操作方法是医生用左手握小儿手，再用右手大拇指按小儿掌后高骨脉上，分三部以定息数。对四岁以上的小儿，则以高骨中线为关，以一指向侧滚转寻三部；七八岁可以挪动拇指诊三部；九至十岁以上，可以次第下指依寸、关、尺三部诊脉；十六岁则按成人三部诊脉进行。

小儿脉象主病，以浮、沉、迟、数定表、里、寒、热，人以有力、无力定虚实，不详求三十脉。还需指出，小儿肾气未充，脉气止于中候，不论脉体素浮、素沉，重按多不见；若重按乃见，便与成人的牢实脉同论。

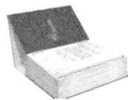

脉症顺逆与从舍

◀◀◀ 脉症顺逆

脉症顺逆是指从脉与症的相应不相应来判断疾病的顺逆。在一般情况下，脉与症是一致的，即脉症相应；但有时候脉与症不一致，也就是脉症不相应，甚至还会出现相反的情况。从判断疾病的顺逆来说，脉症相应者主病顺；不相应者逆，逆则主病凶。一般来说，凡有余病证，脉见洪、数、滑、实则谓脉症相应，为顺，表示邪实正盛，正气足以抗邪；若反见细、微、弱的脉象，则为脉证相反，是逆证，说明邪盛正虚，易致邪陷。再如，暴病脉来浮、洪、数、实者为顺，反映正气充盛能抗邪；久病脉来沉、微、细、弱为顺，说明有邪衰正复之机。若新病脉见沉、细、微、弱，说明正气已衰；久病脉见浮、洪、数、实，则表示正衰而邪不退，均属逆证。

◀◀◀ 脉症从舍

既然有脉症不相应的情况，其中必有一真一假，或为症真脉假，或为症假脉真，所以临证时必须辨明脉症的真假以决定从舍，或舍脉从症，或舍症从脉。

舍脉从症：在症真脉假的情况下，必须舍脉从症。例如，症见腹胀满，疼痛拒按，大便燥结，舌红苔黄厚焦燥，而脉迟细者，则症所反映的是实热内结肠胃，是真；脉所反映的是因热结于里，阻滞血液运行，故出迟细脉，是假象，此时当舍脉从症。

舍症从脉：在症假脉真的情况下，必须舍症从脉。例如，伤寒热闭于内，症见四肢厥冷，而脉滑数，脉所反映的是真热；症所反映的是由于热邪内伏，格阴于外，出现四肢厥冷是假寒，此时当舍症从脉。

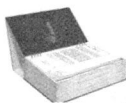

六纲脉

浮沉迟数虚实为六纲脉。表里寒热虚实阴阳为八纲辨证之八纲，若从此八纲辨证，任何疾病皆囊括其中，脉学同理，由于阴阳脉之分体现在具体脉象之中，故将浮、沉、迟、数、虚、实列为脉学之六纲，凡三十脉（十五脉对）尽皆在此六纲之列。

◀◀◀ 浮沉

浮与沉对，脉之应手，一则轻取即得，一则重按始得，浮多表证，沉多里证。

浮：浮脉羽飘浅，轻得重稍减。外感表证多，虚阳上越显。

沉：沉脉沉取得，如石入水泽。内伤里证多，阴寒亦可测。

1. 浮脉

浅露表皮，轻虚上泛（平、病）；如循鸡羽，如风吹毛（病）轻触即得，重按力减，但不内空。厌厌聂聂，如落榆荚，乃脉来微弱，似在水面浮行，如波纹叠合而至。又似飘落榆钱，和柔轻缓貌，肺应秋，故属肺之平脉。不上不下，如循鸡羽。此乃脉涩滞不畅，如循鸡羽，中央坚实，两旁较弱，属肺之病脉。如物之厚，如风吹毛，乃脉空虚无根，如水浮沤，又似风吹鸟羽之毛那样，散乱不整，飘落无绪，属肺之死脉。《脉诀阐微》：泛泛欲上之势，如水中漂木，虽按之使沉，亦必随手而起。

（1）特点：①部位表浅，体虚上泛，轻触即得，重按力减，一般浮取、中取、沉取。有力近似洪脉，应指大而有力，稍重按其力减弱；无力的浮脉近似芤脉，应指力弱，但无中虚。②浮无征候，气势上泛，以指面感觉为准。如肥儿发热，恶寒有表证，因肌肤厚，脉来不浮，以手按之，位深而脉体气势上泛。③体瘦者性情急躁，善动者，脉多浮，浅露皮下；趾高气扬之辈，脉也多浮。④应于四季，春夏气升而浮。

（2）机制：①外邪侵入体表，肌体卫阳（肺卫），其冲达外，抗击病邪，气血趋集于表，脉气上争于外表，鼓搏于肌表，故脉来浮而有力。②内伤久病，体弱里虚，血亏致脱，阳气不能内守，浮越于外，或阳虚无以约束脉道，脉气不得内潜，外越浮出，脉来浮而无力。③素体瘦薄，脉管位置改移，或外界环境较热，人体散热而致表浅血管扩张，形成浮脉。

（3）合脉（兼脉）

浮脉为阳，主表主虚。有力表实，或为风热，

无力表虚，或为血弱，或为里证，或为里虚。

浮缓——伤风（中风），或为风湿（不仁）。

浮紧——风寒（表寒），或为伤寒。

浮虚——伤暑，或为暑煞，或为心悸。

浮滑——风痰，或为痰热，或为宿食，痰饮，痛如锥。

浮数——风热（表热），或为伤风，或为疮疽。

浮涩——血伤，或为血虚，或为伤营，或为肺病。

浮芤——失血，兼大尿血，尺显崩带。

浮短——气亏，或为气少肺伤，法当嗽，一年死。

浮散——虚剧（无根），或为劳极，或为心气耗损。

浮濡——阴虚，或为气虚（阳虚），或为伤暑。

浮洪——风火，或为虚热，或为狂躁。

浮大——中风，或为伤风，或为瘾疹，兼涩宿食，兼散心病，兼细微欲绝，为真阴下竭，孤阳上浮。

浮迟——风虚，或为伤湿，或为中风，或为表寒（表冷，表风），或为身痒。

浮微——劳极。

浮弦——痰饮，或为风痰，兼大而硬为关格。

浮细——气虚，兼滑伤饮。

浮长——风热，或为风，兼洪大风眩癫疾。

浮疾——兼滑宿食。

浮洪大者——伤寒。

浮滑而疾——食不消。

浮洪大长——风眩癫疾。

浮滑疾紧——百合病，久易愈。

浮而缓者——皮肤不仁，风寒入肌肉。

感冒初期，恶寒重时，未必兼浮，唯发热时期，或热甚烦躁，出汗之际，才显浮象。久病，虚证脉浮而大，属功能将竭，阳浮外散之候，则为逆证。

外科肿疡，脉浮有力，为风寒或风热在表；脉浮无力，为气血不足；溃疡脉浮，乃气从外泄，正虚邪恋之候。

在新外伤时瘀肿，疼痛剧烈及脑震伤，眩晕前期，亦可见之。

浮而无力，兼细微欲绝，为真阴下竭，孤阳上浮，亦有谓之阴不足。

张景岳："虽曰浮为在表，然真正风寒外感者，脉反不浮，但其紧数而略兼浮者，便是表邪。"

张秉成："风寒在表，寒气骤加，正气为其所遏，脉反见沉，但脉虽沉，必兼有头痛、恶寒之表证，不久阳气外发，则仍浮。"

新病，表证见浮，是机能抗邪，反映于外表，则为顺。久病，虚证见浮而大，属机能将竭，阳浮外散之候，则为逆证。

（4）分部所主

左寸脉浮——发热重，恶寒轻，头疼，头晕，目眩，恶风，自汗出，肢体酸楚疼痛，舌苔薄白而润，目眦赤涩，身疼口干。乃伤风后，心气不足，腠理不固，或心阳虚，经络运行不畅所致。亦有伤寒引发，当辨病因与浮之兼合之脉，自能分别。

右寸脉浮——鼻塞涕清，喉痒咳嗽，痰多清稀，口不渴或渴喜热饮，恶寒重，发热轻，无汗，苔薄白而润，脉或浮紧，为风寒型。发热汗出，微恶风寒，鼻塞涕浊，微渴欲饮，咽红燥疼，咳嗽痰黄，苔薄白微黄，脉或浮数，为风热型。乃因风寒或风热侵袭肌表，腠理不密，卫表失和，肺失清肃所致。又古今医统言无力表虚，恶寒，恶风，皮肤瘙痒，背恶寒。

左关脉浮——胁痛腹胀，口苦咽干，眩晕目赤，胸闷嗳气，烦躁不寐，目视不明，目生花。乃肝阳有余，肝胆火旺或肝风上扰所致。

右关脉浮——胃脘满闷，不思饮食，灼热疼痛，或腹胀纳差，倦怠无力，大便泄泻，四肢不举，嗜卧或面目浮肿。乃因感受外邪，侵袭腹中（胃脾），气机升降失调，运化失司，邪滞气阻所致。

右尺脉浮——大便秘结难出，伴腹胀腹痛，脘痞嗳气，关节游走性疼痛，食少不寐，头晕易怒，甚至出现痔疮、肛裂、耳鸣。乃因外邪入侵，引起肺的肃降无权，传至大肠的功能失常所致。或由大肠的燥热，气滞不行，或气血不足阴亏、阳虚、寒凝所致。

左尺脉浮——小便频数短涩，滴沥刺痛，欲出不尽，小腹拘急，或腰痛，下肢肿痛，盗汗，耳聋。乃因风热之邪下传膀胱，或由湿热，或气郁蕴积膀胱，或肾虚等，导致膀胱气化不利。

（5）相关诊籍

①《诊家正眼》

体象：浮在皮毛，如水漂木；举之有余，按之不足。

主病：浮脉为阳，其病在表。寸浮伤风，头疼鼻塞。左关浮者，风在中焦。右关浮者，风痰在膈。尺部得之，下焦风热；小便不利，大便秘涩。

兼脉：无力表虚，有力表实。浮紧风寒，浮迟中风。浮数风热，浮缓风湿。浮芤失血，浮短气病。浮洪虚热，浮虚暑惫。浮涩血伤，浮濡气败。

按：浮之为义，如木之浮水面也。浮脉法天，轻清在上之象，在卦为干，在时为秋，在人为肺。《素问》曰："其气来毛而中央坚，两旁虚，此为太过，病在外。其气来毛而微，此为不及，病在中。"又曰："太过则气逆而痛，不及则喘，少气而咳，上气见血。"又曰："肺脉厌厌聂聂，如落榆荚，曰肺平。肺脉不上不下，如循鸡羽，曰肺病。肺脉来如物之浮，如风吹毛，曰肺死。"王叔和云"举之有余，按之不足"，最合浮脉之义。黎氏以为如捻葱叶，则溷于芤脉矣。崔氏云："有表无里，有上无下。"则脱然无根，又溷于散脉矣。伪诀云："寻之如太过。"是中候盛满，与浮之名义有何干涉乎？须知浮而盛大为洪，浮而软大为虚，浮而柔细为濡，浮而无根为散，浮而弦芤为革，浮而中空为芤，毫厘疑似之间，相去便已千里，可不细心体认哉！寸关尺俱浮，直上直下，或癫或痫，腰背强痛，不可俯仰，此督脉为病也。夫肺藏职秋金，天地之气，至秋而降，且金性重而下沉，何以与浮脉相应耶！不知肺金虽沉，然所主者实阳气也，况处于至高，为五脏六腑之华盖，轻清之用，与乾天合德，故与浮脉相应耳。

②《濒湖脉学》

体状诗：浮脉惟从肉上行，如循榆荚似毛轻；三秋得令知无恙，久病逢之却可惊。

相类诗：浮如木在水中浮，浮大中空乃是芤，拍拍而浮是洪脉，来时虽盛去悠悠。浮脉轻平似捻葱，虚来迟大豁然空，浮而柔细方为濡，散似杨花无定踪。

主病诗：浮脉为阳表病居，迟风数热紧寒拘；浮而有力多风热，无力而浮是血虚。寸浮头痛眩生风，或有风痰聚在胸，关上土衰兼木旺，尺中溲便不流通。

2. 沉脉

脉行肉下，筋骨之间，其形微坚微实（平），或坚实搏指（病），如石投水，必极其底。中取始得，重按显见。若脉气来实而有力，为太过之脉，外部有病。若脉气来虚而微弱，为不及之脉，内部有病。

脉来坚硬如弹石，毫无柔软之象，胃气不存，则属危候之脉。

（1）特点：①沉脉部位深，浮取不应，中候始见，力来不足，重按肌肉之下，筋骨之上，应指明显，坚实搏指，如石投水，脉势沉降下趋。②脉体可大可小，节律规整均匀，速率有迟有数，不受形态的约束。③沉脉有生理之象，其形微坚微实。④可见于冬季，冬之万物封藏，气血收敛，沉潜于内，故脉行深部，也可以出现一时行沉脉。⑤可见于性情持重、镇静之人，因气血多深潜于内运行，规律有序，故脉来沉。⑥可见于体质肥胖之人，肌肉丰满，血管深藏，覆盖在脉管上的皮下脂肪组织厚，故脉位较深。⑦男女寸口脉分部有别，女子寸口或男子尺部见沉，亦为平脉。⑧有人生来六脉沉细，为平脉。

（2）机制：①邪郁于里，或阴邪之气留滞于经脉间，气血困遏，正邪相搏，脉气郁滞于内，故脉来沉而有力。②阳气不足，脏腑虚弱，不能升举，无力统运营气于肌表，或气血不足，脉道失充，无力鼓搏脉气趋向于外，潜内而行，故脉深沉，搏动无力。阳气式微，不能统运营血于外，脉显阴象而沉者，则按久愈微。若阳气郁伏，不能浮应卫气于外，脉反伏匿而沉者，则按之不衰，阴阳寒热之机在乎纤维之辨。③寒邪束表，肌腠郁闭，卫气不能敷布于外，则清气滞涩不宣，寒邪凝结，内敛脉道，脉气趋下，鼓动于里，故脉见沉象。

张景岳言："其有寒邪外感，阳为阴蔽，脉见沉紧而数，及有头疼身热等症，正属表邪，不得已沉为里也。"

叶子雨言："沉虽里证，而亦主表，盖寒重者阳气不能外达，脉必先见沉紧。"

若体弱之人，阳气不足，复受外感，脉来沉，必无上浮趋势。

一般言，表证发热之际，反见沉脉者，乃脏腑及功能活动衰弱，不能向外抵抗外邪。里证反见浮脉，乃内脏及神经虚极，不能约束血管，两者皆为危候之象，临证当以细审。

沉脉主寒证，亦有真热假寒之证见沉象，由于阳热内盛，格阴于外，故见假寒证；而因热盛，遏伏阳气不得外发，亦指阳郁于内，故脉可显沉象，然必沉中有力。

邪实正气不虚，脉沉有力，如因心阳亏虚，肺气受损，宗气不足，鼓动营血不能浮升，则必沉而无力，此外，亦可沉脉的有力无力，来判断人体神气有无，再参相兼他脉，方可辨清。

在伤科见沉脉，为内伤气血，故腰背损伤疼痛时多见，外科肿疡脉沉，乃邪气深闭；溃疡脉沉，则属遗毒陷内所致，临证亦应知之。

《脉说》指出更有表邪初感之际，风寒外束，经络壅盛，脉必先见沉紧，或伏或止，亟投疏表之剂。则应手汗泄而解，若沉而不兼紧数则不可用发散剂。若误与之汗，如飞蛾入沸汤也。

（3）合脉（兼脉）

沉迟——阴证，腹脏冷痛，内寒痼冷，里寒血冷，或为虚寒。

沉数——有热，或为内热，或为热伏，或里寒内热盛。

沉实——热积，内有积滞。

沉滑——宿食，风水下重，或为痰饮，胸有水气、宿食、伏痰。

沉涩——血结，血虚气滞，或为气，或为气弱。

沉微——阳微气虚。

沉细——阴邪、少气臂痛、下焦有寒，尿数绞痛，下利重，或为阳衰，或为虚湿，或为寒湿。

沉弦——悬饮内痛，或为饮痛，心腹疼痛，或为内痛，或为伏饮，或痰饮涌闭。

沉紧——冷痛或为悬饮，上热下寒或为内寒，小肠疼痛。

沉——痼冷，或为坚积，或为冷痛。

沉缓——水蓄，或为寒湿，或为里湿。

沉弱——阴虚，或为寒热，或为虚衰，或为闭痛，内郁寒湿。

沉伏——吐利，阴毒聚积，或为闭郁，或为霍乱心腹痛。

沉急——病伤寒，暴发虚热。

沉滑——为下垂，亦为背膂痛。

（4）分部所主

寸口脉沉而坚——病在中。

寸口脉沉而弱——曰寒热及疝瘕少腹痛。

寸口脉沉而紧——苦心下有寒，时痛有积聚。

寸口脉沉而喘——寒热（喘，指脉来急疾如喘状，多系心肺病变）。

左寸脉沉——心冷痛引背，胸闷憋气，心悸气短，畏寒腹冷，头痛眩晕，胁痛。乃由寒邪凝滞心脉，或复受寒邪，闭阻不通，或气滞、血瘀、痰阻，均可致胸阳痞塞、痹阻所致。

左关脉沉——胁肋刺痛，或走窜而胀，呃逆不舒，烦躁暴怒，或胁肋处有癥瘕积聚等，脘胀食少，苦满吞酸，乃因情志不舒，郁怒伤肝，气机郁阻或寒滞肝脉所致。

左尺脉沉——面浮身肿，腰以下甚，按之凹陷，或见小便量少，点滴而出，甚闭塞不通，或淋沥涩痛，浑浊如泔，欲出不尽，小腹拘急，遗精等。腰背冷痛，男为精冷，女为血结，胫酸阴痒。乃肾阳亏虚，精气不足，气不化水，水湿下聚蓄留，或为热蒸迫膀胱，气化失职所致。

右寸脉沉——少气喘促，咳嗽吐痰，清稀量多，胸满作痛，乃因痰邪郁闭，或水饮停蓄于胸膈所致，应脉沉有力，无力分虚实，以兼合之脉辨其因。右寸沉而紧滑，咳嗽，沉细而滑，骨蒸寒热，皮毛焦干。

右关脉沉——胃冷脘满，吞酸厌食，宿食不化，嗳腐纳差，大便酸臭，悬饮。乃暴饮暴食，或过食寒凉生冷之物所致。

右尺脉沉——腰膝脚重，阴部瘙痒，少腹胀痛，肠鸣腹泻，虚寒痢疾，滑禁不脱，淋浊。乃命门相火不足，下焦虚寒，肠失温化所致，病证不同，但脉同，然阴痒，泻痢亦可由湿热引起，其脉当沉而有力或兼数象。

（5）相关诊籍

①《诊家正眼》

体象：沉行筋骨，如水投石；按之有余，举之不足。

主病：沉脉为阴，其病在里。寸沉短气，胸痛引胁；或为痰饮，或水与血。关主中寒，因而痛结；或为满闷，吞酸筋急。尺主背痛，亦主腰膝；阴下湿痒，淋浊痢泄。

兼脉：无力里虚，有力里实。沉迟痼冷，沉数内热。沉滑痰饮，沉涩血结。沉弱虚衰，沉牢坚积。沉紧冷疼，沉缓寒湿。

按：沉之为义，如石之沉于水底也。沉脉法地，重浊在下之象，在卦为坎，在时为冬，在人为肾。黄帝曰："冬脉如营，何如而营？"岐伯曰："冬脉，肾也，北方之水也，万物所以含藏，其气来沉以软，故曰营。其气如弹石者，此为太过，病在外，令人解，脊脉痛而少气，不欲言。其虚如数者，此谓不及，病在中，令人心悬如饥，中清，脊中痛，少腹痛，小便黄赤。"又曰："脉来喘喘累累如钩，按之而坚，曰肾平。冬以胃气为本。脉如引葛，按之益坚，曰肾病。脉来发如夺索，辟辟如弹石，曰肾死。"杨氏曰："如绵裹砂，内刚外柔。"审度名义，颇不相戾。伪诀妄云："缓度三关，状如烂绵。"则是弱脉而非沉脉矣。若缓度三关，尤不可晓。沉而细软为弱脉，沉而弦劲为牢脉，沉而着骨为伏脉，刚柔浅深之间，宜熟玩而深思也。

夫肾之为脏，配坎应冬，万物蛰藏，阳气下陷，烈为雪霜，故其脉主沉阴而居里。若误与之汗，则如蛰虫出而见霜；误与之下，则如飞蛾入而见汤。此叔和入理之微言，后世之指南也。

②《濒湖脉学》

体状诗：水行润下脉来沉，筋骨之间软滑匀，女子寸兮男子尺，四时如此号为平。

相类诗：沉帮筋骨自调匀，伏则推筋着骨寻；沉细如绵真弱脉，弦长实大是牢形。

主病诗：沉潜水蓄阴经病，数热迟寒滑有痰，无力而沉虚与气，沉而有力积并寒，寸沉痰郁水停胸，关主中寒痛不通，尺部浊遗并泻痢，肾虚腰及下元痌。

◀◀◀ 迟数

迟与数对，脉之至数，一则慢而三至，一则快而六至，迟多寒证，数多热证。

迟：迟脉三至缓，脉来比常晚。阴证寒证多，阳虚里寒展。

数：数脉六至息，脉来比常急。阳证热证多，阴虚里热积。

1. 迟脉

来去极慢，一息三至，浮取不应，沉按显见，体细或体粗，指下有力，脉率较规整，至数在41～60次/分。

（1）特点：①迟脉一息三至，至数不足，即频率慢，约合54次/分左右，节律规整；若迟至36次/分，已非迟脉，应为败脉。②迟脉位置较深，一般在沉部诊取方可应指，搏动之力大小不一，其体亦可粗可细，浮取则无。③生理性迟脉：长期体育锻炼及体力劳动者，为生理性，由迷走神经张力过度所致（病理性多为病态窦房结综合征所致），青壮年见者较多。

（2）机制：①阴寒之邪，客于经络阻遏脉道，阳气不能布散，血行迟缓，故脉行迟而有力之象。②邪热结聚于里，气血运行受阻，脉道遏抑，搏动反常，故来见迟象。邪热壅结，隧道不利，阻碍血行故脉迟有力。③阳气虚衰日久，寒自内生，胸中大气，难以敷布，脉气无力运行而来迟，血随气而缓行，故脉无力而见迟。

张秉成："凡见尺脉，属虚寒者多，实寒者少；假使寒邪在表，脉则不见迟而见紧。"此说甚明，若认为迟亦主表而为实寒之证，此见解有误。

尺脉亦主实热内结之证，症见发热，烦渴引饮，便秘或腹痛拒按，尿黄赤，苔黄干等。

程应旄："迟脉亦有邪聚热结，腹满胃实，阻往经隧而成者，凡癥瘕癖，经隧壅遏者，可见迟脉。"又主营气不足或余热滞留，郑友谅言更有营气不足，又为热伤，不能运动热邪，反为所阻，轮转之机即缓慢而行迟，故脉亦知之，凡人伤寒初解，遗热未清，经脉未充，胃气未复，脉必迟滑或见迟缓。

张秉成："惟阳气不足，寒邪乘虚内袭者，乃见迟细不足之象，若卫阳不足，肾阳亏馁，老人之气血衰，呼吸徐，脉皆见迟。"老人阳气不足，脉迟乃生理之象。

伤科病时伤筋挛缩，瘀血凝滞；外科肿疡溃破出脓，或寒邪内蕴，邪去正衰，气血衰减时，亦可见迟。《外秘精义》："迟，痼疾得之善，新疾得之则正气虚惫；疮肿得之，溃后自痊。"

湿浊之邪内壅，症见脘腹满闷，呕恶吐清水，脉来模糊，有类迟象，不可误为寒；若热邪入脑，症见神昏谵语，闷乱烦躁，皆须参合全身症状诊之。

迟而无力宜清阴益火为主，采用温补法；若迟而有力，当审因辨之，症见胸膈饱闷，便结溺赤，乃由热邪所致，宜用清、下之法。

（3）合脉（兼脉）

浮迟——表寒，或为风虚，或里气虚。

沉迟——里寒，或为虚寒；疮毒内陷；腹脏冷病。

迟滑——胀满，或为气病，腹中胀大，或为风痰，或为痰气。

迟涩——血病，或为血少，或为血寒，咽酸癥瘕，中寒癥结。

迟虚——寒滞，或为消中。

迟实——里滞，内有停滞，内有郁热，或为气痛。

迟缓——寒湿，或为虚寒、郁热积聚。

迟紧——为寒。

弦迟——饮积，或为胃寒，或为胃痛。

迟微——阳脱，或为难安。

迟结——物凝。

迟而滑大——风痰顽痹。

迟而细小——真阳亏损，气虚血少。

据现代医学，脉率及心率在40～60次/分，多为窦性心动过缓；而在40次/

分以下，则为完全性房室传导阻滞。16次/分以下，则会发生阿-斯综合征。

（4）分部所主

右寸脉迟——咳嗽、气喘、咳痰清稀，或痰白而黏，胸膈满闷，渴喜热饮，背冷无汗，或兼恶寒发热，受寒易发。乃因寒痰伏肺，痰壅气阻，肺失宣降所致。

左寸脉迟——心痛如绞，遇寒加剧，心悸气短，甚则心痛彻背，背痛彻心，畏寒肢冷，冷汗出，精神不振。乃因阴寒内盛，寒凝心脉所致。

右关脉迟——胃痛暴作，痛势较剧，喜温熨热饮，口不渴，泛吐清水，遇冷易发，或有恶寒发热，苔薄白，食不化，积滞不行。乃寒邪犯胃，胃中阳气不得宣通所致。

左关脉迟——胁肋胀痛，连及下腹，牵引睾丸坠痛，畏寒肢冷，舌苔白滑，肢体拘急，癥结挛筋。乃寒滞肝脉，引起经脉挛急。

右尺脉迟——大便泄下，水粪相杂，色青黑如鸭粪，尿清乃大肠有寒所致。或泄泻清稀，腹痛肠鸣，脘闷食少，伴恶寒发热，头痛鼻塞。乃由外感风寒，并走二肠，引致清浊不分，水谷不化。或黎明之前，脐腹作痛，肠鸣而泄，泻后即安，形寒肢冷，腰膝酸软乃由肾阳虚衰，命门火不能温煦脾土所致。

左尺脉迟——小便频数，白浊或清冷，或失禁，伴腰酸腿软，精冷不化，女子月经不调，不育不孕，肾虚便泄。乃肾阴不足，固摄无权，不能约束水液，或肾气虚弱，气化不及，膀胱失约所致。欲辨明尺脉所主证候，乃因肾阴亏损或脾肾阳虚，还是阴寒邪气入里引起的里寒实证，参合证候特点，以及脉的有力无力之象，便可得到确认。

（5）相关诊籍

①《诊家正眼》

体象：迟脉属阴，象为不及；往来迟慢，三至一息。

主病：迟脉主藏，其病为寒。寸迟上寒，心痛停凝。关迟中寒，结挛筋。尺迟火衰，溲便不禁；或病腰足，疝痛牵阴。

兼脉：有力积冷，无力虚寒。浮迟表冷，沉迟里寒。迟涩血少，迟缓湿寒。迟滑胀满，迟微难安。

按：迟之为义，迟滞而不能中和也。脉以一息四至为和平，若一息三至，则迟而不及矣。阴性多滞，故阴寒之症，脉必见迟也。譬如太阳隶于南陆，则火度而行数；隶于北陆，则水度而行迟，即此可以征阴阳迟速之故矣。伪诀云"重手乃得"，是沉脉而非迟矣。又云"状且难"，是涩脉而非迟矣。一息三至，甚为分明，而误云"隐隐"，是微脉而非迟矣。迟而不流利，则为涩脉。迟而有歇止，则为结脉。迟而浮大且软，则为虚脉。至于缓脉，绝不相类。夫缓以脉形之宽缓得名，迟以至数之不及为义，故缓脉四至，宽缓和平，迟脉三至，迟滞不前，然则二脉各别，又安足溷哉！以李濒湖之通达，亦云"小快于迟作缓持"，以至数论缓脉，是千虑之一失也。

王叔和曰："一呼一至曰离经，二呼一至曰夺精，三呼一至曰死，四呼一至曰命绝，此损之脉也。一损损于皮毛，二损损于血脉，三损损于肌肉，四损损于筋，五损损于骨。"是知脉之至数愈迟，则症之阴寒益甚矣。

②《濒湖脉学》

体状诗：迟来一息至惟三，阳不胜阴气血寒，但把浮沉分表里，消阴须益火之原。

相类诗：脉来三至号为迟，小快于迟作缓持，迟细而难知是涩，浮而迟大以虚推。

主病诗：迟司脏病或多痰，沉痼癥瘕仔细看，有力而迟为冷痛，迟而无力定虚寒。寸迟必是上焦寒，关主中寒痛不堪，尺是肾虚腰脚重，溲便不禁疝牵丸。

2. 数脉

一息六至，浮取应指，沉候亦见，来去急促，次数增多，节律规整，脉率在96～100次之间，平均108次/分。

近人叶显纯："一息五至的脉搏，已超过每分钟80次的正常范围，应作为数脉看待。"一般五岁左右，每分钟为96～100次，儿童（6—12岁）脉数，属生理之象。同时可见与下列情况相关：①一时性功能亢进，如剧烈运动、体力劳动、长途跋涉、奔跑、登高等；②生活嗜好，如饮酒、过食辛辣食物；③精神刺激，如情绪激动、精神紧张等因素有关。

（1）机制：①邪热炽盛或阳气偏亢，鼓搏脉道，迫促气血，流速加快，脉行急而见数之象。②实热内盛，正气亢盛，邪正交争，气血燔作，充斥脉道，气血运行加速，可见数而有力。③阴津亏损，虚热内生，阳热虚性亢进，脉气流行加速，血运无力，或兼细象。④久病体弱或阴虚及阳，阳虚则气无所依，虚阳外浮；或因阳虚，中载不足，阳气不能约束脉道，虚阳孤行，脉亦来数，按之豁然而空。

凡疮初起，红肿热痛者，兼有恶寒发热，脉多数而有力，若溃破日久不愈，气阴俱伤者，则可见数而无力。

凡虚损，愈虚则愈数，愈数则愈危，数脉主病，唯损最多。

数而有力，症现头痛、目赤、咽喉牙龈肿痛，或兼吐等症，脉兼数弦，这是实火。

数而无力，面赤足冷、盗汗、倦怠，甚则神昏谵语，脉兼数虚，这是虚火上炎。

张景岳：不知数热之说，大有误谬，凡见内热、伏火等证，脉反不数，而唯洪滑有力，临床甚合之。暴数者多为外邪，久数者必虚损。

（2）合脉（兼脉）

浮数——表热，或为实火，或痰热上壅。

沉数——里热，有力实火，无力虚劳，或为邪入心或气郁化热。

弦数——为疟，或为多热，或为寒饮，或为肝火。

滑数——痰火或为肠痈，或为实热，或为喘嗽。

紧数——寒热俱发，肠痈脓成。

洪数——实热，生疮，脓成，或为疮疡。

细数——阴虚，阴虚内热，或为极虚。

长数——身壮热。

涩数——多寒热灼血干为损。

短数——心痛或为心烦。

虚数——虚损骨蒸发热为燥口疮。

实数——肺痈或为实热或为实邪，或为胀满无力则虚阳外越。

数小而细——阴虚劳热。

数而滑实——热毒痰火，痰火壅滞。

沉数细涩——阴竭于下，法必滋阴。

数小无力——按之中空，虚寒之证。

数大无力——按之豁然，虚阳外越，亦属寒证。

浮数而软——阳浮于上，法当温补。

细疾如数——阴燥似阳之候。

大数——烦躁或为狂斑。

数小——阴虚火盛或按之涩者，中寒之象。

阳数——君火。

阴数——相火。

左数——阴伤。

右数——火亢。

暴数——多属外热。

久数——虚损日久。

虚热外浮之数脉，脉道不宽，其行必不圆滑（与实热脉数，其脉道宽，其行圆滑，所谓有胃气者不同），还有一种涩滞虚弱无神数脉，甚至有豁然而空者，其见症多有舌干、津少、喉痛、面赤、身热、无汗、脚冷、舌质胖大、苔色娇嫩等象，亦当细辨。

散大而虚，则精血销竭之脉。

浮数而软，阳浮于上，治当温补。

（3）分部所主

左寸脉数——咽喉肿痛，口舌生疮，口腔内可见淡黄或灰白色溃疡面，伴见头痛目眩等，肺痈。乃由心火上炎，熏蒸于口所致。

右寸脉数——咳嗽气喘，胸闷胸痛，咳吐黄痰或脓血，或痰中带血，口干咽燥，鼻燥衄血，伴见身热寒战，壮热口渴，汗出，肺脓肿。

乃由感受风热燥邪，或肝火犯肺，或肺阴素虚，虚火灼伤肺络所致。

右关脉数——①胃火上炎，症见烦渴引饮，口臭口烂，齿痛龈肿。或见高热便秘，腹痛，甚则神昏谵语，狂躁等。乃由胃中湿热之邪炽盛，或湿热病热结胃肠所致。②脾胃湿热，身目俱黄，腹胀脘痞，饮食减少，恶心，倦怠、尿少而黄，苔黄腻，脉兼濡乃由湿热之邪，内蕴脾胃的病变，脾热、口臭、胃反、呕逆。

左关脉数——①肝经实火，症见头晕、面红、目赤、口苦、急躁易怒、舌边尖红，甚或昏厥、发狂、呕血、脉兼弦等。乃因七情过极，肝阳化火，或肝经蕴热所致。②肝胆湿热，症见身有寒热、口苦、胁痛、腹痛、恶心呕吐、腹胀厌食、皮肤巩膜发黄、小便黄赤、舌苔黄腻、脉兼弦等。乃由湿热之邪，蕴蒸肝胆的病变。

右尺脉数——大便不畅，时下鲜血，或先血后便，大便燥结，或溏而不爽，或伴腹痛，舌苔黄腻，腰痛。乃由湿热蕴结肠道，阴络损伤所致。

左尺脉数——尿时阴茎痛，精浊下滴入败脓，有恶臭。或见小便急迫、短、数、涩、痛、浊等。乃由湿热结聚于下焦，流注膀胱所致。

（4）相关诊籍

①《诊家正眼》

体象：数脉属阳，象为太过；一息六至，往来越度。

主病：数脉主腑，其病为热。寸数喘咳，口疮肺痈。关数胃热，邪火上攻。尺数相火，遗浊淋癃。

兼脉：有力实火，无力虚火。浮数表热，沉数里热。阳数君火，阴数相火。右数火亢，左数阴戕。

按：数之为义，躁急而不能中和也。一呼脉再动，气行三寸。一吸脉再动，气行三寸。呼吸定息，气行六寸。一昼一夜，凡一万三千五百息，当五十周于身，脉行八百一十丈，此经脉周流恒常之揆度也。若一息六至，岂非越其常度耶！火性急速，故阳盛之症，脉来必数也。伪诀云"七表八里"，而独遗数脉，只歌于心脏，此其过非浅鲜也。数而弦急，则为紧脉。数而流利，则为滑脉。数而有止，则为促脉。数而过极，则为疾脉。数如豆粒，则为动脉。古人云："脉书不厌千回读，熟读深思理自知。"只如相类之脉，非深思不能辨别，非熟读不能谙识也。王叔和云："一呼再至曰平，三至曰离经，四至曰夺精，五至曰死，六至曰命尽，此至之脉也。"乃知脉形愈数，则受症愈热矣。肺部见之，为金家贼脉；秋月逢之，为克令凶征也。

②《濒湖脉学》

体状诗：数脉息间常六至，阴微阳盛必狂烦，浮沉表里分虚实，惟有儿童作吉看。

相类诗：数比平人多一至，紧来如数似弹绳，数而时止名为促，数在关中动脉形。

主病诗：数脉为阳热可知，只将君相火来医，实宜凉泻虚温补，肺病秋深却畏之。寸数咽喉口舌疮，吐红咳嗽肺生疡，当关胃火并肝火，尺属滋阴降火汤。

◀◀◀ 虚实

虚与实对，二脉举按皆得，而刚柔异质。实为邪气实，虚乃本气虚。

虚：虚脉大而松，迟柔力少充。多因伤暑毒，亦或血虚空。（迟大而软，按之无力。按《脉经》言："隐指豁空。"非是。诸脉中，唯芤、革二脉言空，以虚脉而言空，能别乎革，难别乎芤。濒湖曰："脉虚身热，为伤暑，亦主血虚。"）

实：实脉大而圆，依稀隐带弦。三焦由热郁，夜静语犹颠。（浮沉皆得，长大带弦。按《脉经》言："应指幅幅然。"非是。幅幅，坚实貌，乃牢紧脉，非实脉也。伤寒胃实谵语，或伤食气痛。《三指禅》）

1. 虚脉

脉来乏力，浮大松软，内中不足，举按满指，重按无力。

叔和言往来迟慢，大而松软，按之无力，重按指下豁然空虚，其中迟大软空，为后世原则。

（1）特点：①虚脉体软势减，不及平脉，且形大搏动力差，浮取松软满指，中候沉按少力，皆由内中不足所致。辨别虚脉，总以虚大而软为要点。无论中取、重按，都是软弱无力的。②有生理、季节、病因之别，人有禀赋不同，脉亦应之。体虚内弱，其脉多虚；天有冬夏之别，脉亦应之。夏季暑热，腠理开泄，其脉亦虚（亦有洪者）。致病有虚证、实证，故脉亦有应之，正气不足，内伤久病，脉来则多虚；肌肉坚者多实，肌肉虚弱者多虚；夏季多虚，冬季多实；邪甚多实，正衰多虚。

（2）脉理：①气血两虚，气虚不足以运行血液，搏击力弱，则脉来力减；血虚不足以充养脉气，脉体松而大，见虚脉之形。若气虚不敛脉道，脉道弛缓，气失统运，血行怠慢，则可见兼迟象。②感受暑热邪毒，损伤体阳，气散于外，脉道弛缓豁大，浮显体表之位，故脉来虚并兼浮大之象。暑热伤津，身热自汗，致使津液亏损，血脉不足，造成脉管胀大而软，故脉来虚软无力。③久病阴血亏损，精气内夺，气不充脉，孤阳无依而浮越外张，外有余，内不足，故脉来形大松软，鼓搏力减而见虚象，或兼迟象。

郑友谅认为："虚脉之浮大，为阴血不济，致阳气浮越，或因气不敛，不敛者由于腠理虚，玄府开或经脉不敛，行迟者，为其气食统运之机，故脉迟，软者为脉管无弹力。"

虚脉为"无力""无神"之总名。

张景岳虚脉有二义：一谓形大势减，内虚不足，举按无力，指下松者为虚脉，此属狭义。二谓诸脉之无力、不及、无神者统称虚脉，为广义。浮而无力为血虚，沉而无力为气虚，数而无力为阴虚，迟而无力为阳虚。

邪毒痞塞而见虚脉者，为假虚脉，乃内实之候。

精气脱而见假实证，若不是真实之虚证，则不可从证以施治疗，要之，实证而见虚脉，必辨其真假。

李中梓言：更有浮取之而且打且，重按之而豁然如无，此名内真寒，外假热。古人见附子理中汤冰冷与服，治以内真寒而外假热之剂也。

因气虚不敛，脉体轻浮，故见浮而大；血虚不足，脉失充盈，故重按豁然而无；阴血亏损于内，孤阳无依趋外，外有余，则发热（假热），内不足，则生寒（真寒），生寒者，其根基虚所致，附子冷热，反佐法也，乃热药治寒康复之法。

（3）合脉（兼脉）

虚浮——血虚，表虚，自汗，劳极诸虚，兼小气虚。

虚大——阴虚，或损元气，阴虚不敛，兼数，气虚喘气，内伤于气。

虚洪——阴虚，或为泄泻。

虚数——阴虚，骨蒸劳热极，虚而数，肺绝之兆。

虚沉——气虚，里虚，多泄。

虚迟——为寒，或为虚寒，或为阳虚，或为血虚。

虚细——其冷，或为血虚。

虚小——阳虚，亡阳，失精，脾阳不振。

虚滑——久病危候。

虚涩——劳房伤肾，或心血虚，血虚瘀血。

虚大时涩——内伤于血。

虚弱——血虚，劳极，诸虚，虚弱细微者，善盗汗。

虚弦——血虚，兼急癫病，症危。

虚芤——血虚。

（4）分部所主

右寸脉虚——自汗、气短、喘咳、面色苍白。多惊悸，乃肺气虚亏，营卫失充所致。

左寸脉虚——心悸，怔忡，头晕目眩，面色少华，舌质淡红，耳鸣胸闷，心烦热。乃血虚而心失所养，不能藏神的心血不足证。

左关脉虚——面色无华，目涩眩晕，夜寐多梦，耳鸣如蝉，视物不清，肢体麻木，或筋脉拘急，肌肉瞤动，爪甲不荣，月经量少或经闭，舌淡，肋胀痛不适，心烦善怒。乃因生血不足，或失血过多，或久病耗伤肝血所致。

右关脉虚——食少纳呆，食后脘腹胀满，大便溏薄，少气懒言，四肢倦怠，消瘦，面色萎黄不华，舌淡苔白，浮肿便溏。乃脾胃功能虚弱，纳化失常所致。

右尺脉虚——面色㿠白，畏寒肢冷，腰膝酸冷，肠鸣作泄，脐腹作痛，泻后即安，精神萎靡，男子阳痿，女子不孕。乃肾阳虚衰，命门火衰所致。

左尺脉虚——腰膝酸软，或疼痛，耳鸣耳聋，健忘失眠，形体消瘦，五心烦热，颧红盗汗，男子遗精不育，女子崩漏或经闭不孕。乃肾阴不足，或痹证日久致气血不足，累及于肾所致。

（5）相关诊籍

①《诊家正眼》

体象：虚合四形，浮大迟软；及乎寻按，几不可见。

主病：虚主血虚，又主伤暑。左寸心亏，惊悸怔忡。右寸肺亏，自汗气怯。左关肝伤，血不营筋。右关脾寒，食不消化。左尺水衰，腰膝痿痹。右尺火衰，寒症蜂起。

按：虚之为义，中空不足之象也，专以软而无力得名也。叔和云"虚脉迟大而软，按之豁豁然空"，此言最为合义。虽不言浮字，而曰按之豁豁然空，则浮字之义已包含俱足矣。崔紫虚以为形大力薄，其虚可知，但欠迟字之义耳。伪诀云："寻之不足，举之有余。"是浮脉而非虚脉矣。浮以有力得名，虚以无力取象。有余二字，安可施之虚脉乎！杨仁斋曰："状为柳絮，散漫而迟。"滑氏曰："散大而软。"二家之言，俱是散脉而非虚脉矣。夫虚脉按之虽软，犹可见也。散脉按之绝无，不可见也。虚之异于濡者，虚则迟大而无力，濡则细小而无力也。虚之异于芤者，虚则愈按而愈软，芤则重按而仍见也。

王叔和曰"血虚脉虚"，而独不言气虚者，何也？气为阳，主浮分，血为阴，主沉分；今浮分大而沉分空，故独主血虚耳。夫虚脉兼迟，迟为寒象，大凡症之虚极者必挟寒，理势然也。故虚脉行指下，则益火之源，以消阴翳，可划然决矣。更有浮取之而且大且软，重按之而豁然似无，此名内真寒、外假热，古人以附子理中汤冰冷与服，治以内真热而外假寒之剂也。

②《濒湖脉学》

体状相类诗：举之迟大按之松，脉状无涯类谷空，莫把芤虚为一例，芤来浮大似慈葱。

主病诗：脉虚身热为伤暑，自汗怔忡惊悸多，发热阴虚须早治，养营益气莫蹉跎。血不荣心寸口虚，关中腹胀食难舒，骨蒸痿痹伤精血，却在神门两部居。

2. 实脉

来去充盛，指下满盈，大长坚实，三部有力，稍带弦象。若脉搏应指，大而坚实有力，绝无虚软柔和之象，其病必日进之甚。

李时珍言：实脉"微弦"而易脉经"微强"，弦有劲急、体长特点，含有坚实有力之象，故弦可替代微强。

滑氏言"按举不绝""不疾不迟"，诸多医家皆可言其象但俱无实脉之特征。实脉形大体粗，故显有长象，并圆粗，内中充其不空之象。

实脉三部皆可触得，搏动有力，指下充实，其体长，形大，力势劲强，稍带弦象。速率适中，节律均匀。请脉中凡应指有力而充盛有余者，皆属实脉类也。故脉应以位、形、势、数等方面合诊。

（1）特点：①实脉形大体长，力强坚实，稍带弦象，举、按、寻皆有力，指下充实，不疾不迟，节律均匀。凡诸脉充盛，搏动有力者，都可归类于实脉范畴。②凡体质健壮，无有疾病，气血充盛，脉来充实大长，柔和圆滑，不徐不疾，此乃生理性实脉也。③陈修园：指下清楚和缓，则为元气之实。时逸人：应指有力，浮、中、沉三候俱有，胃气有神，则为元气充实之象；无胃无神，则为邪气壅滞之象。姜莘言：大长、充实、和柔者，为平脉。

据各家之意，平脉，大长充实，柔和圆满，有胃有神，不迟不数，三部俱有。亦称六阳脉。

（2）机制：①邪气亢奋，正气未衰，邪正交争，搏击气血致使气实血涌，充盈于脉，脉道扩大盛满，鼓搏有力而见实。②正气亏虚，邪气内炽，蕴积日久不散，则气不胜邪而外泄，致本虚标实，血气鼓搏于外，脉来实而兼数之象。③元气充沛，血液满盈，血液运行势盛，脉气鼓搏有力，故脉当实而和缓。

若某些虚弱证，如泄泻脱血，新产骤虚，久病虚羸，而见实脉为脉证相反，预后不良。

凡湿热积滞，血瘀气郁，所见实脉为顺证；凡汗后、泄泻后、失血后、新产后及一切虚弱证，若见实脉为血管变硬，无法治疗。

周学海言：夫虚寒者细而实，积聚者弦而实，或涩而实，孤阳外脱而实者，即脉经所谓三部脉如汤沸也，皆兼他脉，此邪盛正败之实脉也。

实脉亦有太过不及，真假之分，真实脉必与声、色、舌、症相应，假实脉必与声、舌、色、症不相应。

若三焦热盛，腑实便坚，食滞胁痛，或阳热有余之证而见实脉象，其形大长，微坚微弦，三部有力，此为太过，真实之脉。

若脉见充力不足，来盛去衰，暂不及位，此为不及，假实之脉。

张秉成：虚病得实脉，久按之必来盛去衰，或短脉不及本位，盖假者不能久持，终则现其本体也。

如年老者高血压，动脉硬化，因血管壁老化，实脉并非真实。因此，其证不一定属阳热邪盛引起。

真脉实，而证似虚，此乃假虚，不可误为虚证。

真虚证，而脉似实，此乃假实，不可误为实脉。

真正实脉，乃指邪盛正未衰，正邪交争所致，病虽危重，尚有恢复之机。

若气血虚亏，久病体弱，邪盛正衰，正不胜邪反见实脉，预示不良。

消瘅、鼓胀、坚积等病，皆以脉实为可治。

若泻而脱血，产后骤虚，久病羸瘦而得实大脉，不易治。

倘于浮、沉、迟、数诸病脉中见之，欲为邪气有余。

时逸人：凡见实脉，皆邪气与正气相争之象。表邪盛者，浮大有力；里邪盛者，沉实有力。在外科疮疡已溃时见之，则为邪盛气滞难化之象，预后不佳。

在治疗上，应以泻实祛邪为主。近人郑友谅：不大便脉实下之；火郁发之，非发汗也。

（3）合脉（兼脉）

浮实——风热，或泄泻下痢，浮实而大，表邪实证。

沉实——里实，阳明燥结。

大实——吐血，衄血证危，或为痢疾。

大实——浮洪，发热则恶。

洪实——热极，或为内虚，兼弦者，关格。

数实——中风则恶，数实而大，腑热内聚。

数实弦滑——久病阳脱。

滑实——痰凝，顽痰凝结，外邪化热。

涩实——下痢气塞。

长实——阳盛阴衰，脏气亢盛。

弦实——肝郁，或为寒证，或为痛滞。

紧实——寒积，或为复受寒邪，或为胃热，或为腰痛。

迟实——气痛。

实而浮大有力，为外感风寒、暑湿；实而沉有力，为内伤饮食，七情郁结；洪实有力，为火邪偏旺；实沉而弦，为邪寒内盛；实而数，为肺痈；实而滑，为痰火。

喻素言：病人得汗后，烦热解，太阳经之邪，将尽未尽，其人如复疟状，日晡时发热，则邪入阳明审矣；然虽已入阳明，尚恐未离太阳，故必重辨其脉，脉实者，方为证归阳明，宜下之；若脉浮虚者，仍是阳明而兼太阳，更宜汗而不宜下矣。

按：此条仲景根据脉象虚实，以决定汗、下之法而治之。喻氏指出病虽属阳明，而太阳表邪未尽，故从脉象上，诊断病邪表里之所在，脉实乃病邪入府，故用承气。脉浮乃表邪仍在，宜用桂枝，立意甚明。

（4）分部所主

右寸脉实——咽干作痛，咳逆喘促，气涌痰多，胸中烦满，胸痛吐血，或肺内化脓，肿瘤、积液。乃因肺中损伤或毒热蕴积，气机郁闭所致。

左寸脉实——口舌生疮，咽痛，心悸心烦，口干咽燥，头晕头痛，舌强不语。多由心中积热，火邪上炎所致。

右关脉实——脘腹胀满，食少难化，胃痛拒按，恶心呕吐，食少灼心，舌红苔黄腻。乃因邪热毒物犯胃，气郁化火，毒热内聚所致。

左关脉实——胁肋胀痛，难以转侧，烦躁易怒，口苦纳呆，呕恶腹胀，或吐血，厌食心烦，喜怒头眩痛。乃因肝胆气机郁结，或湿热蕴结所致。

右尺脉实——大便秘结，腹胀便难，或腹痛下痢，或月经闭止，白带量多，或腰、背、胫、跟酸痛，小便短赤。乃因湿热蕴结大肠，或经络郁阻所致。相火亢逆。

左尺脉实——小腹胀痛，小便赤涩，艰难，淋痛，腰痛，下肢肿痛。乃因湿热蕴结膀胱，经络受阻所致。

（5）相关诊籍

①《诊家正眼》

体象：实脉有力，长大而坚；应指，三候皆然。

主病：血实脉实，火热壅结。左寸心劳，舌强气涌。右寸肺病，呕逆咽痛。左关见实，肝火胁痛。右关见实，中满气痛。左尺见实，便闭腹痛。右尺见实，相火亢逆。

兼脉：实而且紧，寒积稽留。实而且滑，痰凝为祟。

按：实之为义，邪气盛满，坚劲有余之象也。既大矣而且兼长，既长大矣而且有力，既长大有力矣，而且浮中沉三候皆然，则诸阳之象，莫不毕备焉。见此脉者，必有大邪大热，大积大聚，故王叔和《脉经》云："实脉浮沉皆得，脉大而长微弦，应指愊愊然。"又曰："血实脉实。"又曰："脉实者，水谷为病。"又曰："气来实强，是谓太过。"由是测之，则但主实热，不主虚寒，较若列眉矣。故叔和有尺实则小便难之说。乃伪诀谬以尺实为小便不禁，奈何与叔和适相反耶！又妄谓如绳应指来，则是紧脉之形，而非实脉之象矣。夫紧脉之与实脉，虽相类而实相悬；盖紧脉弦急如切绳，而左右弹人手，实脉则且大且长，三候皆有力也。紧脉者热为寒束，故其象绷急而不宽舒，实脉者邪为火迫，故其象坚满而不和柔；以症合之，以理察之，便昭然于心目之间，而不可混淆矣。

又按：张洁古惑于伪诀实主虚寒之说，而遂以姜、附施治，此甚不可为训也。或实脉而兼紧者，庶乎相当；苟非紧象，而大温之剂施于大热之人，其不立毙者几希矣。以洁古之智，当必是兼紧之治无疑耳。

②《濒湖脉学》

体状诗：浮沉皆得大而长，应指无虚愊愊强，热蕴三焦成壮火，通肠发汗始安康。

相类诗：实脉浮沉有力强，紧如弹索转无常，须知牢脉帮筋骨，实大微弦更带长。

主病诗：实脉为阳火郁成，发狂谵语吐频频，或为阳毒或伤食。大便不通或气疼。

寸实应知面热风，咽痛舌强气填胸，当关脾热中官满，尺实腰肠痛不通。

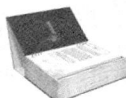

大　小

大与小对，脉之形体，一则应指满溢，一则三部皆小，大多阳证，小多阴证。

> 大：大脉应指大，脉来满指下。有力阳有余，久病大脉怕。
> 小：小脉三部小，脉来肉里找。无力虚证多，有力实证扰。

1. 大脉

《脉理求真》：大则应指满溢，既大且长，按似少力。凡浮、芤、洪、长，皆属大类。不似长脉但长不大，洪脉既大且数也。大有虚实阴阳之异，不可一律。如见大而有力，则为阳气有余，其病则进；大而无力，则为正气不足。大偏于左，则为邪盛于经；大偏于右，则为热盛于阴。大而兼涩兼芤，则为血不内营；大而兼实兼沉，则为实热内炽。大而浮紧，则为病甚于外；大而沉短，则为痞塞于内。大实而缓，虽剧且生；大实而迫，虽静即死。故凡脉大，必得症与脉应，方云无碍。若使久虚而见脉大，利后而见脉大，喘止而见脉大，产后而见脉大，皆为不治之症矣。（张璐曰："诸脉皆小，中有一部独大者，诸脉皆大，中有一部独小者，便以其部断其病之虚实。"）

2. 小脉

《脉理求真》：小则三部皆小，而指下显然。凡微细短弱，皆属小类。不似微脉之微弱依稀，细脉之微细如发，弱脉之软弱不前，（按之乃得）短脉之首尾不及也。

小为元气不足，及病已退之势，如因病损小，其脉兼弱，见于人迎，则为胃气衰也；见于气口，则为肺气弱也；见于寸口，则为阳不足也；见于尺内，则为阴不足也，此皆无力之象。若使小而有力，脉兼滑实，则为实热固结。然脉不至急强，四肢不逆，犹云胃气之未绝。若胃气既无，生气已失，其奚济乎。（经曰：切其脉口滑小紧益沉者，病益甚在中。又曰：温病大热而脉反细小，手足逆者死。显微曰：前大后小，则头痛目眩；前小后大，则胸满短气。）

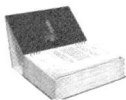

长 短

长与短对，寸、关、尺为脉本位，长则过乎本位，短则不及本位。欲辨长短，先明本位。

> 长：长脉怕绳牵，柔和乃十全。迢迢过本位，气理病将痊。

（按：长而牵绳，阳明热郁；长而柔和，病将解矣。朱氏曰："不大不小，迢迢自君。"言平脉也。经曰："心脉长，神强气壮；肾脉长，蒂固根深。"）

> 短：短脉部无余，犹疑动宛如。酒伤神欲散，食宿气难舒。

（按：短与动为邻，形与动实别。动则圆转如豆，短则濡滞而艰。濒湖曰："短而滑数酒伤神。"杨氏曰："短脉为阴中伏阳，三焦气壅，宿食不消。——《三指禅》）

1. 长脉

脉来首尾端直，过于本位，超出寸尺，应指盈余，举按皆然，如循长竿，柔软和缓，不兼他脉（平）；或者直硬不柔，兼合他脉（病）。

《难经》提出反常脉的出现，乃人体阴阳之气不协调所致。阳太过则阴不及，阴太过则阳不及，阴阳之气阻遏，可能出现孤阴独阳的复脉，或溢脉。复乃复盖，有自上向下复之义。

溢乃满溢，有自内向外溢之义。复脉乃寸脉之气下移过于尺部，以致寸部无脉（阳盛逼使）。

溢脉乃寸脉之气太盛而上冲鱼际,以致尺部无脉(阴盛所逼),"遂"这里形容过盛之气直前无阻之义,表明阴阳偏盛极其严重,非示阴阳失调轻微者。上溢下复,孤阴独阳,上下相离,阴阳决绝死脉。后世医家原不知《难经》所指此义,将长脉过于寸尺者,以溢、复脉作描绘论述,遂成千古之错也。

上文出自《难经·三难》,脉有太过,有不及,有阴阳相乘,有复有溢。遂上鱼为溢,遂入尺为复。

五脏有平,病之长脉,五脏病证不同,但脉皆坚而长,乃由邪盛,肝邪盛克寒胃气所致。张景岳注:凡木强者土必衰,脉搏者胃多败,故坚搏为诸藏所忌。

兹心脉搏坚而长者,一心藏之胃气不足,而邪有余也。搏之微,则邪亦微;搏之甚,则几于真藏矣。故当以搏之微甚,而察之浅深,后四藏者,仿此。

心脏搏坚而长者,病舌卷不能言,至肾脉搏坚而长,病折腰,此六脉者,非以长为病,以搏坚相合病也。皆当长脉兼合他象及证候,方可诊为五脏之病。

诸家认为,长脉体长,但形态不尽相同,若其形不大不小,态势自然安定,像持举长竿的细端那样长且弹柔,便谓健康无病的平脉。

若其状如拉紧的长绳,或像循摸的长竿的竿子,首尾相称,直上直下,有硬直感,便是有病的长脉。

由于长与弦及其相类,不易区别,长脉与弦不同之处,长脉体长超出本位,如循长竿,指下有硬直感觉,弦脉长则与他脉相对而言,不超出本位,其形如弓弦,指下挺劲带急,直起直落,弛张度大。

长脉过于本位,超过寸、尺部,首尾端直,直长而硬,乃谓正体之形,被历代医家尊同。

关于溢脉、复脉之说,最早见于《难经》,乃是危候征兆出现单一脉,并非两脉同时出现,汉以后诸多医家用此形容长脉,与《难经》之意,名同实异,虽其义可取,实不如寸长至鱼际,关长至寸,尺长至关,尺至尺后,以容四指之说为妥也。

李时珍多次提出,长脉体长,不大不小,态势柔和,节律一致,属平脉。

若一反常态，状似牵紧的绳索，直长而硬，便是病脉。

黄琳认为长脉体长，自然安定，指下搏动，有弹柔感，超过本位，为平脉之长，若坚搏而长，为病脉。长而硬满，即属火亢之形。

（1）特点

①平性长脉特征：体长，势柔，和缓，搏动范围超出本位，寸、尺两部多见而明显，关部不显，在情绪激动或运动后，可引起一时性长脉出现，多属单纯性长脉。

②病脉特征：为形长，势强，硬直，搏动范围超出本位，浮、中、沉三部中，皆可候取。

③节律规整，不受速率限制，可兼数、迟，兼缓。

（2）机制：①阴阳平调，胃气充盛，气足血旺，流行通畅，脉气充足，搏激之势过于本位，姿态柔和而长，如背长竿末梢，为平性之长。前人谓：长则气治，为胃家之平脉，胃为水谷之海，其经多气多血，故显有余之象；然必长而和缓，方为无病之脉。②阳盛有余，病邪亢进，正邪搏激，气逆血壅，脉道充斥，脉气超越本位，势急硬直而长的体象，如循长竿状，多为病脉之长。若因气逆、热盛、痰涎、肝亢，使其气逆壅盛，血流加速，脉道充实，皆可使脉动超过尺、寸，其势硬满，形成如长竿之状。

如虚证、寒证见长脉，则为向愈之证。

其形体长，而其势怠缓，应指无力，全无精神，此为肝脾并至，虚寒之败象也。意在脾气竭，肝气弱之态，可见怠缓无神的长脉。

（3）合脉（兼脉）

长浮——外感，邪盛于外，或为疯痫，或阴、或阳不足。

长洪——热甚，血管膨胀，有力者，主阳毒内蕴。

长滑——酒水所伤。

长濡——酒泻，伤湿。

长数——多热。

长大——癫痫。

长弦——肝病，神经紧张，内滞。

长牢——积聚，血管硬变。

长实——邪壅气滞，热邪壅滞。

长滑——痰热壅盛。

长而洪大——阳明热深，或为癫狂。

长而洪数——有力主阳毒内蕴。

长而沉细——积聚初成。

长而坚搏——阳明热伏。

长而怠缓——虚寒之征。

长而缓和——邪犯下体；向愈之兆，健旺之象。

长而柔软——健康之征。

长而坚硬——发病之微，或为腹痛。

长而微涩——为病将愈。

长急——腹痛。

（4）分部所主

左寸脉长——疮毒满舌，咽干喉痛，心烦狂躁，怔忡不寐，甚或喜笑不休，语无伦次，或是胫作痛，或舌卷缩。乃因心火内炽，或痰火郁心所致。

右寸脉长——气逆胸闷，咳嗽痰多，甚或唾血、胸痛等，及咽喉干痛。乃因肺热伤津，痰气壅塞所致。

左关脉长——头痛头晕，面赤烦躁，口苦胁痛，耳鸣耳聋，喜怒胁胀痛，脘满食少。乃因肝经实火，或肝阳上亢所致。

右关脉长——①胃脘满闷，饮食减少，嗳气，吞酸，厌食，恶心。乃因湿邪郁滞胃脘，或胃气上逆所致。②腹胀不食或少食，大便泄泻，口黏不渴，或渴喜热饮，肢体困倦，甚或浮肿，舌苔厚腻。③腹痛腹胀，大便热臭而稀薄，舌苔黄腻，乃因湿热郁阻中焦所致。

左尺脉长——胸腹疼痛，或见妇女经来腹痛，经期拖后，尿赤淋痛，腹胀便闭，脐下悸动，气上冲咽喉的奔豚气引起的病。乃因肾阳不足，寒气上冲，或湿热下注膀胱所致。

右尺脉长——相火妄动，症见眩晕头痛，视物不明，耳鸣耳聋，易怒，多梦，五心烦热，性欲亢进，遗精早泄，便燥尿赤，少腹胀痛。乃因肝肾阴虚火炎，或三焦、胆经火郁所致的病变。

两尺长平——常合时，应肝之升发条达之性，而为健旺之征，主肾气盛，肾精足，气血化生有源，犹如树木根本牢固。

（5）相关诊籍

①《诊家正眼》

体象： 长脉迢迢，首尾俱端；直上直下，如循长竿。

主病： 长主有余，气逆火盛。左寸见长，君火为病。右寸见长，满逆为定。左关见长，木实之殃。右关见长，土郁胀闷。左尺见长，奔豚冲兢。右尺见长，相火专令。

按： 长之为义，首尾相称，往来端直也。在时为春，在卦为震，在人为肝。肝主春生之令，天地之气至此而发舒，脉象应之，故得长也。《内经》曰："长则气治。"李月池曰："心脉长者，神强气壮；肾脉长者，蒂固根深，皆言平脉也。如上文主病云云，皆言病脉也。"《内经》曰："肝脉来软弱招招，如揭长竿末梢，曰肝平。肝脉来盈实而滑，如循长竿，曰肝病。"

故知长而和缓，即合春生之气，而为健旺之征；长而硬满，即属火亢之形，而为疾病之应也。旧说过于本位，名为长脉，久久审度，而知其必不然也。寸而上过，则为溢脉，寸而下过，则为关脉；关而上过，即属寸脉，关而下过，即属尺脉；尺而上过，即属关脉，尺而下过，即属覆脉。由是察之，然则过于本位，理之所必无，而义之所不合也。惟其状如长竿，则直上直下，首尾相应，非若他脉之上下参差，首尾不匀者也。凡实牢弦紧，皆兼长脉，故古人称长主有余之疾，非无本之说也。

②《濒湖脉学》

体状相类诗： 过于本位脉名长，弦则非然但满张，弦脉与长争较远，良工尺度自能量。

主病诗： 长脉迢迢大小匀，反常为病似牵绳，若非阳毒癫痫病，即是阳明热势深。

2. 短脉

脉来短缩，细小迟涩，不及本位，举按诊取，应指而回，不能满部。

李时珍遵脉经旨意，提出"两头缩缩"，即两头沉缩，短脉体短，不及本位，两头俯下，犹如缩入之状。"涩短迟迟细且难"，此有两义：一说涩脉亦短，但行迟体细，运行艰难；二说短脉之来迟缓，并亦有涩滞细小之形，两者之说皆通，但短脉必须具备短缩，不及本位特点。

《诊家正眼》：短脉涩小，首尾俱俯，中间突起，乃因脉气贯通不足引起的。

姜春华言：临床上两尺不足者多见，两寸亦可见，至于尺、寸俱不足，而唯关部独现者，属生理者多，病理者为少。

据各家论述：短脉浮、中、沉三部皆可诊取，其形涩迟细小，搏动短暂即回逝不见。不满寸或尺部。故应从位、数、形方面结诊。

短脉之形如豆，其义易与动脉相混淆。动脉如豆，兼有滑数，来时跳突。短脉短缩，兼有细小迟涩，故此而有区别。《三指禅》：动圆转如豆，短则濡滞而艰。

（1）特点：①短脉之体短细，与长脉相对，搏动幅度短暂，应指即感回逝，不能充满于寸、关、尺各部，体短不达本位。②寸、关、尺三部脉力差异明显；关部脉动常较明显，寸、尺二部脉不足，不能满部，或模糊不清，或寸部搏动明显，寸、关部不足，不能满部，或模糊不清。③脉来去迟缓，有涩滞细小之形象。④短肺在时为秋，在人为肺，肺应秋金，秋季之气收敛，人体应之蓄缩，脉当见短，故短脉应于秋，非其时，非其部则为病脉。⑤邪气盛则脉大而长，正气虚则脉弱而短，秋脉短而和缓，或兼轻浮之象此为平脉。若短而涩滞，或轻浮虚弱秋见也为病脉。

（2）机制：①气虚不足，则脉少气，鼓搏少力，无力统血则血亦虚，血虚则脉道缩涩狭小，运达四末迟缓，故见短而无力之象。滑寿言：气不足以前弱其血也。②阳气衰微，肾不纳气，肺气出入无根，气无力统血运行，或阳衰气不能续接，脉先畅达，充盈不足，故见短而无力之象。阳气衰微无力推血运行，则气血不仅难以达于四末，因气虚不能充满脉管之中，致使脉道涩滞，血行迟缓，于是脉动无力，故寸尺隐现短缩。③食积痰滞日久，阻碍脉道，脉气郁遏不伸，血行不畅，则涩滞难通，故见短而有力之象。

（3）合脉（兼脉）

浮短——气虚肺伤，荣卫不行，或为血涩，或为咳嗽，预后多不良。

沉短——宿食，或为痞积，脏腑痞塞。

迟短——虚寒，或为寒积。

数短——心痛心烦。

滑短——酒病，或酒伤神。

涩短——血少。

急短——病在上。

疾短合滑——酒病。

实短而沉——痞积。

短而兼数——心气大亏，心阳虚浮。气虚无力通行血脉，故心痛；虚火上炎故心烦。

短而兼涩——乃气虚血少，脉行艰涩，常见于心气虚损，心血亏少之心痛证。

短兼沉滑——多主实。

沉而短——乃里有宿食阻滞，脉气不能达于本部。

短脉——主气虚，气不固摄，故脉虚浮；肺主气，气虚肺伤，宣降失常，故发为咳嗽；肺气虚而咳，脉见浮短，预后不良。

（4）分部所主

左寸脉短——心悸心慌，心烦不寐，多梦易惊，眩晕，肾气疲惫，怠倦乏力，舌胖嫩，心悸气短。乃因心气损伤，气血双亏所致。

右寸脉短——头痛眩晕，面色淡白，气短喘促，声音低弱，畏风自汗，腹痛。乃因肺气虚弱，气不上充所致。

左关脉短——两胁胀闷，甚则作痛，急躁易怒，妇女则乳房胀痛，连及少腹，月经不调，脘满食少。乃因肝气损伤，气郁不畅所致。

右关脉短——胃脘作痛，横满胸闷，食少呃逆，呕吐溢嗝，消化迟钝，泛酸，嗳酸。乃因胃及膈间损伤，邪气壅盛，气机上逆。

左尺脉短——脐下少腹冷痛，痛时拘急，结聚硬满，便结满不下，小便涩痛或自利，女子月经不调，以及遗精，腰酸痛。乃因寒滞下焦，肾阴不足所致。

右尺脉短——腰膝酸痛，阳痿遗精，尿频清长，精神萎靡，晨起泄泻，盗汗，月事不调，及少腹冷痛。乃因肾阳衰微，真火（命门）不隆所致。

（5）相关诊籍

①《诊家正眼》

体象：短脉涩小，首尾俱俯；中间突起，不能满部。

主病：短主不及，为气虚证。短居左寸，心神不定。短见右寸，肺虚头痛。短在左关，肝气有伤。短在右关，膈间为殃。左尺见短，少腹必痛。右尺见短，真火不隆。

按：短之为象，两头沉下，而中间独浮也。在时为秋，在人为肺。肺应秋金，天地之气，至是而收敛，人身一小天地，故畜缩之象相应，而短脉见也。《内经》曰："短则气病。"盖以气属阳，主乎充沛，若短脉独见，气衰之确兆也。然肺为主气之脏，偏与短脉相应，则又何以说也。《素问》曰："肺之平脉，厌厌聂聂，如落榆荚。"则短中自有和缓之象，气仍治也。若短而沉且涩，而谓气不病可乎！高阳生以短脉为中间有，两头无，为不及本位。尝衷之以至理，而知其说不能无弊也。盖脉以贯通为义，一息不运，则机缄穷，一毫不续，则穿壤判，岂有断绝不通之理哉！假使上不贯通，则为阳绝，下不贯通，则为阴绝，俱为必死之脉矣。戴同父亦悟及此，而云短脉只宜见于尺寸，若关中见短，是上不通寸，下不通尺，为阴阳绝脉而必死。据同父之说，极为有见。然尺与寸可短，依然落于阴绝阳绝矣，非两头断绝也。特两头俯而沉下，中间突而浮起，仍自贯通者也。叔和云"应指而回，不能满部"，亦非短脉之合论也。

李时珍曰："长脉属肝，宜于春；短脉属肺，宜于秋。但诊肺肝，则长短自见。"故知非其时、非其部，即为病脉也。

②《濒湖脉学》

体状相类诗：两头缩缩名为短，涩短迟迟细且难，短涩而浮秋喜见，三春为贼有邪干。

主病诗：短脉惟于尺寸寻，短而滑数酒伤神，浮为血涩沉为痞，寸主头痛尺腹痛。

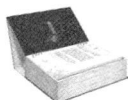

微　细

微与细对，微为阳弱欲绝，细乃阴虚至极，二脉实医家剖别阴阳关键，最宜分晓，故继浮、沉、迟、数后，举以为对，以冠诸脉。

微：微脉有如无，难容一吸呼。阳微将欲绝，峻补莫踟蹰。

（轻诊犹见、重按全无、黄白术，益气归元；附片干姜，回阳反本。）

细：细脉一丝牵，余音不绝然。真阴将失守，加数断难痊。

（举之极微，按之不绝。天麦二冬，清金生水；生熟两地，滋阴养阳。
——《三指禅》）

1. 微脉

脉来极其细小，浮取轻软，似有若无，按之欲绝，重按则无之状。

浮取细软，中按不清，沉取欲绝，重按则无。

仲景言：寸口脉微是阳亡于外，尺中脉紧乃阴盛于里，虚损且又多汗，则阳气外脱，即将衰绝，故曰绝不见阳。寸口脉凡是出现微脉，则为阳虚，多属阳气衰亡所致。

体象细软如丝，按取如欲绝而不绝，若有若无，模糊难辨。

综诸家所述，其形细小，力势软弱，轻取则细软若蛛丝，稍用力按取，其脉象似将断之丝缕，其搏动隐隐约约，模糊不清，似有若无，欲绝非绝之状。

马冠群言微脉"极细极软"，可在浮中二部候取，"似有似无"，其形模糊不清，难以寻见，沉候亦应如此，但马氏提出"并无沉候"一句不妥，微脉只有重按时欲绝似无之状。

（1）特点：①微脉细弱不显，形细若蛛丝，势软若禾芒之末，与细脉相较，则细之更甚，其力更软，故有细甚无力为微之说。②寸口浮、中、沉三部中皆能触及，浮取依稀可见，中候若有似无，沉按指下如欲绝，重按则无。

（2）机制：①阳衰阴竭，气血大亏，气衰则无力运血，血少则无以充脉，脉气衰微，鼓搏无力，故见极细而软、若有若无、按之欲绝之状。林沛湘曰："阴阳气血衰虚则脉微，阳气衰虚则脉道鼓动无力，阴血虚衰则脉道不充，因而脉似有似无至数不明。"②外邪入里不解，邪气肆逆，损伤气血，亡阳脱津，脉气衰微，可见脉微欲绝；如正气渐复，邪气有外出之际，此时脉来隐隐有浮动之微象。

张景岳曰："微乃血气俱虚之候，为畏寒，为恐惧，为怯弱，为少气，为中寒，为胀满，为呕哕，为泄泻，为衄崩，为虚汗，为食不化，为腰腹疼痛，为伤精失血，为眩晕厥逆，为气血俱虚，尤为元阳亏损，最是阴寒之候。"

卒病，新病见微，多从阳虚施治，如热病，突然脉微，为正虚阳脱，当急以回阳救逆。

（3）合脉（兼脉）

微浮——阳弱，或为身寒，或为呕逆，或为劳极。

微沉——阴虚，脏寒，下利。

微数——营虚不足，男虚损劳伤，女为泻血，或为崩漏。

微紧——有寒，兼涩肠痈未脓，当下。

微弱——有寒，少气，气血双虚，吐血，下血。

微缓——痿病肺虚。

微涩——亡血，寒热，汗下太过。

兼弱——遗精白浊，五疸，属虚，血虚头痛。

兼沉——蓄血在中，黄疸难医。

微细——三消。

微短——惊悸。

微迟——气虚中寒。

微涩而弱——遗精白浊。

细小微涩——三消之脉形脱可惊。

微伏则难——缠喉走马。

血虚微涩——头痛。

脉多微缓——痿病肺虚。

涩微——属虚。

（4）分部所主

左寸脉微——心悸气短，惊惕不安，自汗盗汗，神疲乏力。乃心气不足，荣血亏少以致，气血大衰。

右寸脉微——恶寒，气虚作喘，咳嗽痰多，冷痰凝结，衄血，上焦寒痞。乃肺气大伤，肃降失司所致。

右关脉微——胃寒气胀，脘腹冷痛，饮食不化，嗳气纳差，呕吐清水，便溏肢冷，舌淡苔白，身倦，心下拘急。乃脾胃阳虚，阴寒内盛所致。

左关脉微——头目眩晕，胁肋作痛，四肢不温，手足拘急，肢体麻木。乃肝血不足，肝阳衰微，筋脉失养，或寒邪直中，凝滞筋脉所致。

左尺脉微——形体消瘦，目眩耳鸣，腰膝酸软，男子伤精尿血，女子崩漏带下过多。乃精血大亏，髓竭津亏所致。

右尺脉微——汗出，或大汗淋漓，汗清稀而凉，畏寒蜷卧，四肢厥冷，小腹冷痛，泄泻下痢，精神萎靡。乃元阳消亡，命门之火衰减所致。

（5）相关诊籍

①《诊家正眼》

体象：微脉极细，而又极软；似有若无，欲绝非绝。

主病：微脉模糊，气血大衰。左寸惊怯，右寸气促。左关寒挛，右关胃冷。左尺得微，髓绝精枯。右尺得微，阳衰命绝。

按：微之为言，若有若无也。其象极细极软，古人以尘与微并称，便可想见其细软之极矣。张仲景曰"瞥瞥如羹上肥"，状其软而无力也。"萦萦如蛛丝"，状其细而难见也。所以古人有言曰："似有若无，欲绝非绝。"惟斯八字，可为微脉传神。若诊者心神浮越，未能虚静，而卒然持之，竟不得而见也。世俗未察微脉之义，每见脉之细者，辄以微细并称，是何其言之不审耶！轻按之而如无，故曰阳气衰；重按之而欲绝，故曰阴气竭。长病得之，多不可救者，谓正气将次灭绝也。卒病得之，犹或可生者，谓邪气不至深重也。李时珍曰："微主久虚血弱之病，阳微则恶寒，阴微则发热，自非峻补，难可回春。"高阳生曰："虚中日久为崩带，漏下多时骨亦枯。"尚未足以概微之主病也。

算数者以十微为一忽，十忽为一丝，十丝为一毫，十毫为一厘。由是推之，则一厘之少，分而为万，方始名微，则微之渺小难见，盖可知矣。

②《濒湖脉学》

体状相类诗：微脉轻微澰澰乎，按之欲绝有如无，微为阳弱细阴弱，细比于微略较粗。

主病诗：气血微兮脉亦微，恶寒发热汗淋漓，男为劳极诸虚候，女作崩中带下医。寸微气促或心惊，关脉微时胀满形，尺部见之精血竭，恶寒消瘅痛呻吟。

2. 细脉

细（小）脉，乃指脉来细小而直，去来分明，举按应指，软弱无力，状如丝线。

《难经·第六难》：浮之损小，沉之实大，故曰阴盛阳虚。

按：此经之损小、实大，乃相反之脉。损，脉来细软不足之象。实，脉来有力有余形态。本难在脉诊辨别阴阳虚实之法，乃将手法与脉象结合，用轻按浮取，脉现细小，如改用重按沉取，则有力而大，为阴偏盛，阳偏虚。

李时珍认为细脉较微脉为大，细直而无力，应指分明不绝，似乎手指触摸丝线一样，感觉清晰。

按诸家之义细（小）脉之形，细小而直，来去分明，连续不断，状如一线，不似微脉模糊不清，断续不接也。

（1）特点：①细小脉之形细、体小、力软、位沉。属不及阴类脉。举按皆有，应指分明，连续不断，可兼迟、兼数。主证以有力、无力而区分，历代有的医家把细小脉分列论述，小脉三部皆小，而指下显然，与细脉之微细如发不同，即细脉更细于小耳。时逸人言："细为血管收缩现象，第一阶段发现脉沉，第二阶段发现脉小，因失血或衰弱过甚，其脉形细。"②细有季节之变，人有秋冬之应，秋冬季节，气候寒冷，人的生理为了适应季节变化，人体血管收缩可致变细。但在平人，或一时受到精神刺激时，出现细脉亦属正常。③春夏之季，阳气始盛，人之气血，充盈畅行，此时若青少年反见细脉，乃与季节不应，以防生病，秋冬季节，阳气衰减，人体血行变缓，寒冷侵体，血管紧束变细，若老年人见此，无甚危害，乃因老年人气血不足，又与气候相应，乃属正常。诊家正值春夏之令，少壮之人，俱忌细脉，谓其不与时合。秋冬之季，老弱之人不在禁忌。④细（小）脉为六阴脉之一，有生理上之特殊脉管细小，与病情无关，所谓六阴脉是也。此属一种生理特异变化脉象，平素两手六部脉；或一手三部脉，均细小或细弱，但无病态，此属生理性脉象。如胖儿或女人多显沉细之象，此亦不属病理之脉。健康者有少数可见细脉，女性多于男性，可视为平脉之列。

（2）脉理：①脏腑虚损内伤，气血不足，气虚无力鼓搏血行，血少则脉道不充失养，收缩狭窄，故脉体细小力软，状如一线。②寒湿内盛，遏伤阳气，阻滞脉道而不畅，脉气不充，血行受压，故寒凝脉缩变细小兼迟缓之象。周学海曰："元阳不足，阴寒盛于内外也，寒湿在内，风冷乘外……必见此脉。"林沛湘曰："脾虚湿阻，脉气不充，脉道受阻，脉细而兼缓。"

七情内伤气血，皆可见到细脉。同时阳气不足，阳虚不能温煦机体，寒自内生，可见畏寒肢冷，腹痛喜按，寒疝少腹冷痛，伤风受寒，恶寒咳嗽，亦可见细脉。细脉亦主湿。

《诊家枢要》："盖血冷气虚，不足以充故也，为元气不足，乏力无精，内外俱冷，痿弱洞泄，为忧劳过度，为伤湿（寒），为积，为痛，在内及在下。湿邪侵及人体，留滞脏腑、经络日久阻遏气机，升降失常，经络阻滞不畅，出现胸闷脘痞，小便短涩，大便不爽等证。"

湿邪伤阳，脾失健运，水湿留滞而困脾，脾阳不振，运化无权，可致腹泻、尿少、水肿、腹水等病。

时逸人认为细脉可兼如沉、小、弦、滑、涩、长、短、迟、数之类，但不能兼见洪、浮、大等象。对于不能兼合浮象，有的医家有不同看法。姜春华："一般脉书主阴虚精竭之候，亦有主阳气衰残者（必无力）；又有以浮而细者属阳分，为阳气虚（见自汗、气急等），沉而细者属阴分，为阴血少（见下血、血痢等）。"

时氏："兼发高热者，在发热之际，体温增高，故脉多由浮象，即浮而柔细是也。人谓之濡脉，其实即细脉略兼浮者，似不必另立名称。"此恐不妥，发热体温增高，脉不但可浮，亦可见数，或见浮细而数等。濡脉虽有浮细之象，但不可沉取也。细脉浮取，则属兼合之脉，此可沉取，诊法不同，濡与浮细脉，其形相同，然实质有别。

对于贫血或失血多患者，循环缺血，血管收缩过甚，可见细脉。

虚劳之病，如肺结核晚期，大肉腐脱，若见细说或兼弦涩者，其证多险。李中梓言："虚劳之脉，细数不可并见，并见者必死，细则气衰，数则血败，气血交穷，短期将至，虽和缓投治亦无回生之日矣。"时逸人言："肺痨三期，全身肌肉已脱，脉细数者，不治；兼见弦涩，危险更甚。"

虚劳之病，出现阴虚或阴虚内热之际，其症状轻重，应参合脉证，脉虽见细或细数，治疗得当，尚有回生之机。

外科肿疡和溃疡病见细脉，多属气血两虚，疮疡未溃时见之，为气血衰弱，毒深邪盛之证。

（3）合脉（兼脉）

浮细——表寒，伤寒身痛，或肺有水。

沉细——里痛，或腹中痛，或里寒腹痛；寒湿痹。

迟细——有寒。

弦细——胁痛，脏伤瘀血，癥瘕积聚，血虚气滞。

细数——热邪，寒热往来，宿食吐逆，肠痈脓成。

细滑——宿食，吐逆，痰饮咳嗽，或为蛔动。

细实——胃寒，不食下利，或为痃癖。

细紧——寒邪。

细弱——盗汗。

细微——冷利。

细涩——血虚，或为气滞，或为气血不足。

细脉兼微、沉、虚——多为阳虚之候，故常见胀满、溏泄、冷痢、阳虚自汗，甚则亡阳。

细脉兼数、弱、弦、涩——多属阴虚血亏之候，故常见伤阴、血虚、精亏虚热之证。

细脉兼紧——为血虚寒痹，多见筋挛、痹痛，若寒凝血滞，亦可见癥瘕积聚之证。

细脉兼沉、滑、数——多邪热内郁，气血受困之候，常为少阳邪结，伤寒时病。

注：细脉与偃刀脉两者皆见细象，偃刀脉细而弦紧，应指如摸刀刃，乃细兼弦紧的复合脉，脉象稍宽。

细脉细小如线，软无弦紧之象。

细脉细小而直，力软势减，恍若丝线，连续无间断，常有不绝，浮、中、沉三候皆见，应指分明，但以中取时，体象清晰明显，有力多主湿证，无力多主虚证。

（4）分部所主

左寸脉细——心悸怔忡，失眠多梦，头晕健忘，乃因心血虚少，心气不足，不能养心充脑所致。

右寸脉细——胸闷气短，咳逆，喘促，吐痰呕吐，乃因肺气虚怯，气津不足所致。

左关脉细——眩晕欲倒，头痛绵绵，目干涩，视物不清，夜盲，月经量少，经闭，乃因肝阴不足，肝阴枯竭，肝血亏虚所致。

右关脉细——脘腹痞满、胀闷、不思饮食或食不消化，甚则食入反吐，大便溏泄。乃因胃气不足，脾失健运所致。

左尺脉细——腰酸膝软，头晕耳鸣，遗精早泄，口干咽燥，女子月经量少，带下量多。乃因肾阴不足，腰府失养，冲任二脉不充所致。

（5）相关诊籍

①《诊家正眼》

体象：细直而软，累累萦萦；状如丝线，较显于微。

主病：细主气衰，诸虚劳损。细居左寸，怔忡不寐。细在右寸，呕吐气怯。细入左关，肝阴枯竭。细入右关，胃虚胀满。左尺若细，泄痢遗精。右尺若细，下元冷惫。

按：细之为义，小也，细也，状如丝也。微脉则模糊而难见，细脉则显明而易见，故细比于微稍稍较大也。伪诀乃云"极细"，则是微脉而非细脉矣。王启玄曰"状如莕蓬"，善摩其柔细之态也。王叔和《脉经》云："细为血少气衰，有此症则顺，无此症则逆。"故吐利失血，得沉细者生。忧劳过度之人，脉亦多细，为自戕其气血也。春夏之令，少壮之人，俱忌细脉，谓其不与时合，不与形合也。秋冬之际，老弱之人，不在禁忌之例。

大抵细脉、微脉，俱为阳气衰残之候。《内经》曰："气主煦之。"非行温补，何以复其散失之元乎！尝见虚损之人，脉已细而身常热，医者不究其元，而以凉剂投之，何异于恶醉而强酒？遂使真阳散败，饮食不进，上呕下泄，是速之使毙耳。《素问》曰："壮火食气，少火生气。"人非少火，无以营运三焦，熟腐水谷。未彻乎此者，安足以操司命之权哉！然虚劳之脉，细数不可并见，并见者必死。细则气衰，数则血败，气血交穷，短期将至，虽和缓投治，亦无回生之日矣。

②《濒湖脉学》

体状诗：细来累累细如丝，应指沉沉无绝期，春夏少年俱不利，秋冬老弱却相宜。

相类诗：见微、濡。

主病诗：细脉萦萦血气衰，诸虚劳损七情乖，若非湿气侵腰肾，即是伤精汗泄来。寸细应知呕吐频，入关腹胀胃虚形，尺逢定是丹田冷，泄痢遗精号脱阴。

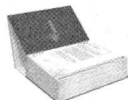

弦 弱

弦与弱对，脉而弦，脉之有力者也，雄姿猛态，可以举百钧；脉而弱，脉之无力也，纤质柔容，不能举一羽。

（同一弦也，在肝经则泻之，攻之；在胆经则和之，解之。）

弦：弦脉似张弓，肝经并胆官。疝瘕疟，象与伤寒同。

（《素问》曰："脉端直以长。"《勘误》曰："从中直过，挺然指下。"按弦属肝胆经，疝瘕疟，肝胆经病。肝胆经有泄无补。）

弱：弱脉按来柔，柔沉不见浮。形枯精自减，急治可全瘳。

（《脉经》曰："极软而沉，按之乃得，举手无有。"弱宜分滑涩，脉弱以滑，是有胃气，清秀人多有此脉，脉弱而涩，是为病脉。——《三指禅》）

1. 弦脉

脉来劲急端正直，盈实稍，举之应指，按之不移，挺然带长，状如弓弦。

马莳注：若劲急如新张弓弦者，为强急弦甚，属但弦无胃气，故曰肝之死脉。

弦脉多见于春季，属肝木之脉，脉来之形，应以柔软而长，轻虚稍滑，挺直微弦，如揭长竿末梢为其常脉；若劲急端直带长，实滑稍，如循长竿，如琴瑟之弦为其病脉。

若脉势劲急不柔，弦硬强直，如新张弓弦，如循刀刃，为肝之危候之脉。

综诸家所言：弦脉指下搏动有力，浮、中、沉三部皆可诊取，挺然指下，端直以长，不超本位，形体较细，状如弓弦。其形象如弓、筝、琴之弦，力势劲急直行，用指弹压，直起直落，左右不移，两端挺然带长，但不过于本位。

（1）特点：①弦脉端直而长，搏动稳重，直起直落，位置固定，盈实稍，体细略长，不超本位，速度正常。②紧张度较大，如琴弦般劲急，浮、中、沉三部皆可诊到，搏动有力，同时可以兼浮沉迟数滑等脉，亦有大、小分别。

（2）脉理：①阴阳失调，血失封藏，经脉拘急，脉道内敛，气机收束，故脉来挺直带长，而见弦象。若肝脉自弦，应于春季，阳气欲伸，阴寒欲敛，此脉属于正常。②诸邪侵袭，结聚不散，致肝失疏泄，经脉之气拘急，气血束敛难伸，脉道鼓搏壅迫，脉气运行急直而长，故脉见弦而有力。

痰饮内蓄，寒热作疟，皆可影响气机活动而是脉搏紧张，出现弦脉。

凡脉由数转缓，由滑转濡，由弦转平，乃病好转之兆，反之脉见弦而细劲，如循刀刃，多为无胃气之象，预后不良。

若疮疡已溃时见弦，则为邪盛气滞难愈。

（3）合脉（兼脉）

浮弦——支饮，外伤风邪。

沉弦——悬饮，或为内痛，或为气郁，兼涩痰盛荣亏。

大弦——则虚，半产漏下，亡血失精，或为劳伤，兼浮心气痛，兼滑阳邪。

小弦——寒癖，寒邪冷痞，小腹急痛，脚中拘急，或为阴消，兼沉涩虚汗。

弦迟——多寒，或为痼冷。

弦数——多热，或有寒饮，或为劳疟，或为肝热，邪热阳盛，兼细阴火。

弦洪——火炽，或为内热，欲发疮疽，邪热阳证，兼急虚火。

弦细——少气，或为拘急，兼沉阴证。

弦紧——则寒，恶寒疝癖，或为胁痛瘀血。兼细者，阴邪。

弦缓——为湿。

弦滑——多痰，或为内热，或为腰脚痛。

弦涩——疟，兼浮者，疟疾。

弦长——为积，脐痛瘀血。

弦疾（急）——疝瘕，小腹痛，或为壮热胎损。

弦濡——湿气背痛。

双弦——寒痼，或胁痛急。

单弦——饮癖。

阳弦——头痛。

阴弦——腹痛。

脉弦——不食者，为木克土，痛必难治。

左寸脉弦——胸中窒闷，心悸，心痛，突发气喘，易惊恐，咽干，嗳气，头痛，眩晕，劳伤盗汗无力。乃因脉痹日久，重感外邪，或思虑伤心，气血虚亏，复感外邪，心气痹阻，脉道不通畅所致。

（4）分部所主

右寸脉弦——咳嗽气喘，咽痒如窒，胸膈闷痛，痰白清稀，或痰少质黏，或兼头痛恶寒，发热无汗，或情志刺激而诱发。乃因感受寒邪，寒束肌表，内袭于肺，或思郁伤肝，肝气犯肺，脉气闭郁，不得宣通，脉道阻遏所致。

左关脉弦——两胁胀满，窜走不定，嗳气作痛，寒热往来，肝胆肿痛，癥瘕积聚，以及痉病、癫痫等病。肝炎病多弦，左关较突出。乃因肝气郁结，胁络痹阻，气机收束所致。

右关脉弦——胃脘痛，得热痛减，呕吐清涎，口淡喜热饮，便溏或泄泻而不臭，舌淡胖，苔白润，宿食不化，心腹冷痛，又为饮。乃因过食生冷，寒邪内结，脾胃受损，气血阻滞所致。

左尺脉弦——乃由水饮停聚在下焦，出现畏寒、腹冷的症状。痰饮停留胃肠，症见胃痛坚满，有振水声，或肠间辘辘有声，下利。溢饮泛溢体表肌肤，症见肢体疼痛沉重，下肢肿胀或咳喘。悬饮停留胸胁，症见胁下胀满，咳唾痛增，转侧及呼吸均牵引作痛，伴干呕短气。支饮饮留胸膈，症见胸闷短气，咳逆倚息不能平卧，外形如肿，兼头晕目眩，心下痞坚；积聚结于少腹，症见胀痛固定，或腹中气聚，攻窜胀痛。以上饮邪停聚，或气机阻滞，瘀血痰湿凝滞，或者影响下焦所致。

右尺脉弦——腹痛泄泻，泻后痛减，或寒疝腹痛，或下痢赤白黏冻，腹痛拘急，里急后重，脘闷纳呆，头身困重，或肢冷不温，腰膝冷痛，踝足挛急，下焦停水。乃因寒邪凝滞下焦，气机收引拘急不通所致。

弦脉又主胸胁内伤，或跌仆损伤，血虚盗汗，劳倦罢极，此类病弦多兼细、数，如弦兼细数，主阴火煎熬，精髓血液日竭，劳瘵垂亡之候也；弦紧为恶寒，为疝瘕，为癖。若见痉病，痫症，多为弦而有力。

肝气郁结所致胁痛，肝风内动所致眩晕、头痛，左关脉弦尤为明显。

弦脉少力或无力，多主虚证，一般以阴证为主；弦脉有力，多主实证，一般以阳证为主。若伤寒外感出现弦脉，即以此而分。

弦脉主肝胆病，实证居多。常为疏泄失常，气机阻滞，气血不和实证。主寒，主痛证。

乃由寒邪凝滞，血脉拘急而见弦象，多属实证。若虚证，虚寒之证，常兼合他脉。

对于主痰、主饮证。多为虚中夹实，或本虚标实，亦当出现弦滑、弦紧等脉。

又因肝盛克土，脾胃受损，胃为水谷转化之本，胃伤可见宿食内停，冷食停滞，气口多弦。

阳弦多头痛，多主实证；阴弦多腹痛，多主虚证。

单弦在左关为肝木盛，多见寒热往来，癥瘕积聚；单弦在右关多为脾胃虚寒，胃寒膈痛，或土虚饮停。

双弦在两关，则肝实脾虚，久病胁下积块，腹中寒饮内停。

伤寒，若吐、若下后，不解，不大便五六日，上至十余日，日晡所发潮热，不恶寒；若剧者，发则不识之，循衣摸床，惕而不安，微喘直视，脉弦者生，涩者死。

伤寒坏证，脉者居多，虚劳内伤，脉弦过半，凡是弦脉，多有食少脘闷现象。

（5）相关诊籍

①《诊家正眼》

体象：弦如琴弦，轻虚而滑；端直以长，指下挺然。

主病：弦为肝风，主痛主疟，主痰主饮。弦在左寸，心中必痛。弦在右寸，胸及头痛。左关弦见，痰疟癥瘕。右关弦见，胃寒膈痛。左尺逢弦，饮在下焦。右尺逢弦，足挛疝痛。

兼脉：浮弦支饮，沉弦悬饮。弦数多热，弦迟多寒。弦大主虚，弦细拘急。阳弦头痛，阴弦腹痛。单弦饮癖，双弦寒痼。

按：弦之为义，如琴弦之挺直而略带长也。在八卦为震，在五行为木，在四时为春，在五脏为肝。经曰："少阳之气温和软弱，故脉为弦。"岐伯曰："春脉肝也，东方木也，万物之所以始生也。故其气来濡弱，轻虚而滑，端直以长，故曰弦。反此者病。其气来实而强，此为太过，病在外；其气来不实而微，此为不及，病在中。太过则令人善怒，忽忽眩冒而巅疾；不及则令人胸胁痛引背，两胁胀满。"又曰："肝脉来濡弱迢迢，如揭长竿末梢，曰肝平。"又曰："肝脉来盈实而滑，如循长竿，曰肝病。肝脉来急而益劲，如张弓弦，曰肝死。"弦脉与长脉，皆主春令，但弦为初春之象，阳中之阴，天气犹寒，故如琴弦之端直而挺然，稍带一分之紧急也；长为暮春之象，纯属于阳，绝无寒意，故如木干之迢直以长，纯是发生之气象也。戴同父云："弦而软，其病轻；弦而硬，其病重。"深切《内经》之旨。两关俱弦，谓之双弦；若不能食，为木来克土，土已负也，必不可治。《素问》云："端直以长。"叔和云："如张弓弦。"巢氏云："按之不移，察察如按琴瑟弦。"戴同父云："从中直过，挺然指下。"诸家之论弦脉，可谓深切着明矣。高阳生乃言"时时带数"，又言"脉紧状绳牵"，则是紧脉之象，安在其弦脉之义哉！

②《濒湖脉学》

体状诗：弦脉迢迢端直长，肝经木旺土应伤，怒气满胸常欲叫，翳蒙瞳子泪淋浪。

相类诗：弦来端直似丝弦，紧则如绳左右弹，紧言其力弦言象，牢脉弦长沉伏间。

主病诗：弦应东方肝胆经，饮痰寒热疟缠身，浮沉迟数须分别，大小单双有重轻。寸弦头痛膈多痰，寒热癥瘕查左关，关右胃寒心腹痛，尺中阴疝脚拘挛。

2. 弱脉

柔软细小，搏动力弱，举之无有，沉按乃得，重按欲绝之象。

弱脉之体，细小柔软，搏动力不足，如水下按帛，沉潜下部，方可触到其形及搏动。

应指极软而沉细，须在沉部按取，方可诊得，若轻手取之则无脉搏跳动。

高阳生言：弱脉如烂棉，形容脉体之软，脉势之弱，脉力不足之状，抓住了弱脉柔软无力之要点。

戴氏言：脉来瘀滞不畅，快慢起伏少力之状，故重按之有绝未绝，似有似无之感。

"无力"乃指一点力也没有。"力不足"是说还有力，仅程度减少而已。

弱脉沉、小、细、软之特征，轻取浮候不应指，沉候按取可见其形，若重按之，则有欲绝似无，脉在指下极度无力。

（1）特点：①弱脉为不足之脉，形细、体软、势弱、位沉。浮取如无，沉取弱小分明，节律基本调匀，速率如平，可以兼合数、迟等脉。②平性弱脉多带圆滑之象，是有胃气。若兼见涩象，是为病脉，危重病证。若脉中尚带有一分圆滑之象，即存有一分胃气，谷气不绝，尚有生机。能以四时血气所在而调之，可谓最佳治疗时机。③老年人见弱为平性，这是由气血不足造成；青少年见弱脉，气血枯萎。新病及少壮得之必死难安，久病及衰年得之犹可。阳陷入阴精血弱，白头犹可少年愁。

（2）机制：①阴血亏虚日久，不能充斥脉道，脉道缩窄变细；阳气不足，气血运行力弱，脉搏不能外鼓，势弱形小，形成细小少力，潜降于下之象。血虚脉道不充，气虚脉搏乏力，故脉来沉细软弱。②阳气虚衰，阴寒独盛，或内蕴日久，寒凝脉道，聚敛变细，气血内亏，运行乏力，潜蕴于内而行，脉见弱象，弱脉偏沉而细软，乃阳气之虚。

凡气血亏损，阳气不足所致骨痿足软，筋急挛缩，惊悸自汗，脾胃虚弱，精神困乏，以及崩漏下血等症，皆可见到弱脉。

弱为阳气衰微之候，脉弱无阳必无实热之理，只宜辨析真阳之虚与胃气之虚，血疾虚劳，久咳失血，新产及老人久虚，脉宜微弱，然必弱而和滑，可卜胃气之末，少壮暴病见弱，咸非所宜。寸口脉弱阳不足，尺中脉弱阴不足。

弱为阳陷，真气衰弱，临床一般弱脉见虚寒性疾病多。外科疮疡未溃见之，则为气血衰弱，毒深邪盛。

（3）合脉（兼脉）

弱小——阳竭，合涩胃反。

弱微——气血俱虚，有寒，少气，吐血或下血。

沉微——阴寒寒热，疝瘕，小腹痛。

虚弱——劳倦伤脾。

浮弱——阳气衰微，兼软微者，劳极诸虚。

滑弱——兼沉小泄泻下利。

弱涩——气血败。

弱濡——发热恶寒汗出。

弱迟——虚满不食。

微弱无神——根本脱离。

阳虚——多惊悸，筋枯，腰僵，惊汗，滑泄。

弱而软——自汗出。

弱而弦细——血虚筋痿。

弱而数——遗精崩漏。

弱而浮——表寒而气虚。

弱而细——阴虚。

久病实大者死，久咳实大数者死。

（4）分部所主

右寸脉弱——气短懒言，自汗畏风，声低气怯，咳嗽无力，神疲体倦，身疼短气。乃肺气虚弱，气阴双亏，卫外不固所致。

左寸脉弱——心悸惊恐，胸闷自汗，气短乏力，失眠多梦，健忘眩晕。乃胸阳不振，心气不足所致。

左关脉弱——爪甲不荣，肢体麻木，手足震颤，筋脉拘急，渐至痿弱无力，爪枯失灵，头晕目眩，视物模糊，面白无华，女子月经量少色淡。乃因肝血不足，筋脉失养所致。

右关脉弱——脘满腹胀，食后不舒，大便泄泻，食少纳差，消化不良，肢冷。乃脾胃虚弱，中气不足所致。

右尺脉弱——腰膝冷痛，大便泄泻，畏寒肢冷，精神萎靡，面色㿠白，男子阳痿不举，女子宫寒不孕。乃命门之火不足，肾阳虚衰，或肾气不固所致。

左尺脉弱——耳鸣头晕，骨肉酸痛，小便频数清长，尿后余沥，遗尿失禁，男子滑精早泄，女子崩漏，白带清稀，胎动易滑，经闭不孕，失眠多梦，耳聋。乃肾阴不足，精血虚少所致。

（5）相关诊籍

①《诊家正眼》

体象：弱脉细小，见于沉分；举之则无，按之乃得。

主病：弱为阳陷，真气衰弱。左寸心虚，惊悸健忘。右寸肺虚，自汗短气。左关木枯，必苦挛急。右关土寒，水谷之疴。左尺弱形，涸流可征，右尺若见，阳陷可验。

按：弱之为义，沉而细小之候也。叔和《脉经》云"弱脉极软而沉细，按之乃得，举手无有"，何其彰明详尽也。伪诀乃借叔和之名以欺世者，而反以弱脉为轻手乃得，是明与叔和相戾；且是濡脉之形，而非弱脉之象矣。因知高阳生误以濡脉为弱，弱脉为濡，不意欲立言之人，而不加考据乃尔耶！即黎氏浮沤之喻，亦误以濡脉为弱脉矣。夫浮以候阳，阳主气分；浮取之而如无，则阳气衰微，确然可据。夫阳气者，所以卫外而为固者也，亦所以营运三焦，熟腐五谷者也。弱脉呈形，而阴霾已极，自非见睍，而阳何以复耶！《素问》曰："脉弱以滑，是有胃气。脉弱以涩，是为久病。"愚谓弱堪重按，阴犹未绝，若兼涩象，则气血交败，生理灭绝矣。仲景云："阳陷入阴，当恶寒发热。久病及衰年见之，犹可维援。新病及少壮得之，必死安待。"柳氏曰："气虚则脉弱。寸弱阳虚，尺弱阴虚，关弱胃虚。"

②《濒湖脉学》

体状诗：弱来无力按之柔，柔细而沉不见浮，阳陷入阴精血弱，白头犹可少年愁。

相类诗：见濡脉。

主病诗：弱脉阴虚阳气衰，恶寒发热骨筋痿，多惊多汗精神减，益气调营急早医。寸弱阳虚病可知，关为胃弱与脾衰，欲求阳陷阴虚病，须把神门两部推。

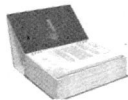

滑　涩

滑与涩对，脉之往来，一则流利，一则艰滞，滑涩形状，对面看来便见。

滑：滑脉走如珠，往来极流利。气虚多生痰，女得反为吉。

（沈薇垣曰：“滑主痰饮，浮滑风痰，沉滑食痰，滑数痰火。亦有呕吐、蓄血、宿食而脉滑者。”万氏云：“脉尺数关滑而寸盛，为有胎。”）

涩：涩脉往来艰，参差应指端。只缘精血少，时热或纯寒。

（《脉经》云：“涩脉细而迟，往来艰，短而散，或一止复来。”《素问》云：“参伍不调。”按血不流通，故脉往来艰滞。——《三指禅》）

1. 滑脉

脉来流利圆滑，如珠走盘，辗转回旋，浮、沉诊得，一息五至，稍数有力之象。

滑而不滞手，为滑，而不任重按，按之则无脉，为真元已衰，预后不良。

滑脉极其滑利，态势流畅，像一颗颗圆溜溜的珠子，不断从指下滚过，往来十分流利，又有旋转感。

来去流利，圆滑，如珠般的旋转滚动，应于指下，有一股流畅、轻快、活泼、旋转的感觉，以其特异的形态显示体状，其势略强，亦有其势以滑的脉搏形象，但属少见。

滑脉虽流畅，似带数象，但其速率并无明显过快迹象，同时也不受三部影响，浮、沉皆可，其行动如珠子向前滚动、旋转的状态，使人指下有真实不假，屡试皆然之感。

（1）特点：①滑脉如珠，往来流利，圆活自如（形），如珠走盘，搏动有力（势），至数稍快，一息四五至（数），浮、中、沉三部诊取（位），指下有一种活泼流畅，轻动轻快的感觉，节律均匀规整。②滑脉有生理之象（平性），凡人健康，无甚疾病，脉见圆滑如珠，流利和缓，乃荣血充沛，胃气健旺，此属平性滑脉。③妊娠之兆，已婚妇女，经停脉滑，乃是妊娠之兆，气血偏旺，胎气充盛，故知有孕，初孕妇女更当明显。

《脉诊》经停之后，面、唇色泽荣华，脉见寸沉尺滑，再参以早妊反应，如头时晕，四肢懒，时乏呕，乳晕黑，则可断为妊娠。

平人脉滑，则从容和缓，并无滑溜之象；孕妇脉滑，滑溜流利；病性脉滑，自尺上趋于寸，流利无甚起伏，多由中气郁结，痰食停滞所致。

（2）脉理：①邪气壅实于内，气盛血涌，流速加快，冲击脉道，辗转旋动，奄而沉，故脉应指流利如珠而见滑象。②痰食内滞，体内阴质增多，邪气实而正气盛，邪正交搏，气血充涌，气充则脉来畅行，血涌则旋转，畅利圆滑如珠，故脉见滑而有力之象。《脉诊》：痰食中结，则邪盛正亦盛，气行畅利；加之痰湿为阴液有质之物，今痰湿聚于体内，足使脉内阴液增加，血液流如珠粒，流如粒，故如珠，反应于脉象必见滑。③妇女妊娠，血气内聚，阴血下注胞宫以养胎元，因而出现阴血偏虚，气相对有余，致使血虚气盛，气机升降发生冲动旋转，故脉应指滑溜，流利如珠。④平人健康无疾，脉显滑象，总由气盛血足，气盛实则脉流畅，血足而盛则脉道充盈，脉在指下圆滑如珠。

凡实热、痰逆（滞）、食积、蓄血等证，脉多滑而有力。

在外科疾病，如见肿疡，脉滑而数，为热盛，为有痰；溃疡病脉滑而大，为热邪未退，或痰多气虚。

胸部挫伤，亦可见滑，多为血实气壅之证。

夫滑者，阳气之盛也，其为病本多主热，而有余。

无力而滑为虚弱之人，脉虽滑利，按之不得，或力很弱，常有元气不足，不能统摄阴火，致使血分有热。

阴血热，虚损不足亦可见滑脉，凡虚损者见之，多属恶候，如平波而无鼓动之力，稍按即无，多为元气外泄之候，不可误为滑象，临证应当细审之。

滑主痰饮，浮滑风痰，沉滑食痰，滑数痰火，临证主痰证多，但不可拘泥，须据病寒热虚实，新久燥湿而辨之。痰之为病，有湿与燥之分，火与寒之别，新久虚实不同，脉亦随之而变异。候如火痰每兼洪大，实痰兼见弦牢，至若虚痰、燥痰，则不但见滑，而见涩矣。

近人姜春华："不但见滑"应作"不但不见滑"，因滑、涩不能并见，且虚痰、燥痰恒不见滑脉。

（3）合脉（兼脉）

浮滑——宿食；风痰在肺，中风瘫痪，呕吐反胃，痰热喘息。合大腹痛；

合紧外热；合疾为食不消。

滑数——痰食，胸中水气。

沉滑——痰食，胸中水气。

滑散——瘫痪，或浮滑散，中风瘫痪。

大滑——内热，合浮尿则阴痛，小腹作痛。

滑数——结热，或为痰火，或为肠痈，或为痰多。

滑疾——胃中有热，合浮食不消；不散胎孕三月。

滑迟——腹胀，或为下痢。

实滑——胃热，或为积滞；血实气涌，伤食吐逆。

洪滑——热痰，咳喘眩晕，或邪在心。

洪大滑数——气分热毒。

弦滑——痰饮，阴虚泻痢，或见头痛。

滑紧——吐逆。

细滑合浮——伤饮。

缓滑——热中，或为厥痰。

弱滑——阴痛。

短滑——气塞，合疾酒病。

滑而急强——形如弹石，谓之肾绝。

怀孕早期，尺脉弱小，是由冲、任二脉奉养胎元，阴血下聚，肾藏精，系胞胎，尺脉候肾，胎珠初结，故尺部或三部小弱，但按之不绝。

若左寸滑而有力，因心主血脉，初孕聚血养胎，心脉即有反映。故《内经》："手少阴脉动甚者，妊子也。2～3个月后，胎儿增大，血流增快，胎气鼓动，脉小弱变滑，尺部明显"。

李时珍：滑疾不散，胎必三月，但疾不散，五月可必。体壮早孕者，可显滑象，体弱气血不足，怀孕后期仍见小弱，因此妊娠不宜单靠脉象。

滑脉的搏动，像一颗圆溜溜的珠子，在盘中接连不停地滚动之状，其形圆滑活泼。溜溜欲脱，似有辗转回旋之感。

（4）分部所主

右寸脉滑——吐逆、胸满、气喘、咳嗽、痰多内伏，乃因痰饮聚肺，或肺伏痰火，气失宣降而致。

左寸脉滑——舌强、心悸、气短、眩晕、烦躁、失眠、多梦、精神恍惚等。乃因痰热扰心，上壅经络，清窍受蒙所致。

右关脉滑——脘腹满闷，宿食不化，食少吞酸，食即呕吐，吐物热臭，腹痛拒按。多由食滞化热，损伤脾胃所致。

左关脉滑——胁肋胀痛，寒热往来，烦躁易怒，食少喜呕，头晕目眩，口苦口干，胆腑邪侵，汗热，脘闷等。多由肝胆郁热，影响脾胃，或肝风挟痰上扰所致。

左尺脉滑——小便淋浊、尿赤、尿急、尿频或尿涩、淋痛、遗精、女子带下秽浊。乃因湿热蕴结膀胱、尿道、子宫等所致。

右尺脉滑——腹痛，下利，呈脓血样大便，量少次数多，里急后重，或女子经闭、腰痛、腹痛等。乃由湿热内蕴，毒滞肠中，或血实气壅，经脉不同所致。此处血便乃指痢疾，或肠道炎症引起的。

尺滑，因相火炎而引饮多、脐冷、腹鸣或时下利，妇人主血实气涌，月事不通；若合滑为孕。

（5）相关诊籍

①《诊家正眼》

体象：滑脉替替，往来流利；盘珠之形，荷露之义。

主病：滑脉为阳，多主痰液。寸滑咳嗽，胸满吐逆。关滑胃热，壅气伤食。尺滑病淋，或为痢积；男子溺血，妇人经郁。

兼脉：浮滑风痰，沉滑痰食。滑数痰火，滑短气塞。滑而浮大，尿则阴痛。滑而浮散，中风瘫痪。滑而冲和，娠孕可决。

按：滑之为义，往来流利而不涩滞也。阴气有余，故脉来流利如水。夫脉者，血之府也。血盛则脉滑，故肾脉宜之。张仲景以翕奄沉为滑，而人莫能解。盖翕者，浮也。奄者，忽也。谓忽焉而沉，摩写往来流利之状，极为曲至也。伪诀云"按之即伏，三关如珠，不进不退"，与滑之名义，殊属支离。曰伏，曰不进不退，尤为怪诞。王叔和以关滑为胃家有热，伪诀以关滑为胃家有寒，叔和以尺滑为下焦蓄血，伪诀以尺滑为脐下如冰，何相反悖谬以致此乎！

又考叔和云"与数相似"，则滑必兼数；而李时珍以滑为阴气有余，是何其不相合耶！或当以浮沉尺寸为辨耳。滑脉为阳中之阴，以其形兼数也，故为阳；以其形如水也，故为阳中之阴。大抵兼浮者毗于阳，兼沉者毗于阴，是以或热或寒，古无定称也。衡之以浮沉，辨之以尺寸，庶无误耳。

②《濒湖脉学》

体状相类诗：滑脉如珠替替然，往来流利却还前，莫将滑数为同类，数脉惟看至数间。

主病诗：滑脉为阳元气衰，痰生百病食生灾，上为吐逆下蓄血，女脉调时定有胎。寸滑膈痰生呕吐，吞酸舌强或咳嗽，当关宿食肝脾热，渴痢癫淋看尺部。

2. 涩脉

乃脉行艰涩，蹇滞不前，细迟而短，极不流利，浮中沉取，三部有脉之象。

叶子雨言：参伍不调，脉来无序，三五不齐，有时或有不规则较短暂不匀的歇止停顿，乃因津亏血少，精液耗损，经络失于濡润所致。

如轻刀刮竹乃言脉来短，艰而不匀。

如雨沾沙乃指脉滞而不流。

如蚕食必乃指其迟急，速率不及。

因此，若见止象，此乃涩滞不爽，运行艰难，指下似有停顿感，或有变脉引起，倘若不精脉理者，甚难察悟。

叔和提出散止之说，散可作浮软解，止可作脉行不爽，似有停顿之感。

如轻刀刮竹乃指浮候可得。

垂手不离其处乃指沉取可得，因此，涩脉可浮、中、沉三部诊得，速率迟缓，形细如短，有时脉体也可宽，指下无滑润感觉，往来艰涩，极不流利，故涩脉应从"为""数""形"三者结诊。

近人郑友琼"涩脉在指下体细如丝，行难而滞慢，如轻刀刮竹，锯齿应于指下"，又"细短形难"，在中部或沉部。

（1）特点：①具有形细、行迟、体短、力软、往来艰难蹇滞，极不流利特征。可从浮、中、沉三部诊取。叔和提出涩脉"细而迟"后世医家皆赞同，但亦有医家认为似带迟缓。徐灵胎言涩而不及中和，与至数之迟慢不同。张路玉言：不似尺脉之指下带缓。叶子雨言：似短似迟，似，类似也，稍微带有迟象。涩脉往来艰难涩滞似带迟象，若迟象明显，则应涩迟并称。②可具短暂、无序、不匀、无规则不典型歇止停顿，与结脉歇止皆然不同。

（2）机制：①精血亏损，日久减少，精液不充，阴血浓滞（浓缩），经脉失养，脉道失濡，营血内虚，运行蹇滞或迟缓。故脉见涩而无力之象。②瘀血凝滞，或痰食胶固，郁结成形，血液黏滞，阻遏脉道，气滞血行受阻，运行不畅涩滞，故脉来涩，但隐然有力之象。

涩而无力为虚，因血少、津亏、精伤所致。营血运行艰难，必无力，寸口脉微而涩，微者卫气弱，涩者营气不足。多见大病久病之后，以及津亏便秘，心血亏虚，小便淋漓，长风下血，汗泄吐利，半产胎漏，遗精早泄，阳痿，无子，不孕等。

《内经》："脉弱以涩，乃为久病。"外科病常见为筋骨疲劳，里病则多为精神萎靡。

实者多因气滞、血瘀、食积、痰结阻滞脉道，气血运行兼涩不畅而显涩有力。临床多见噎嗝反胃，心痛彻背，痹痛麻木，胸痛胁胀，腹痛，痰食壅滞，肌肤甲错，七情郁结等，或过服补剂、久坐、久卧、阻遏脉道，气血运行涩滞不畅所致。

切之涩者，阳气有余也；滑者，阴气有余也，阳气有余，为身热无汗；阴气有余，为多汗身寒。

涩脉主证，黄宫绣总结有三：症见呕吐便泄，四肢逆冷，汗出恶寒，胎白不渴，此为寒涩。症见身热自汗，心烦口渴，舌赤少津，便闭腹胀，此为热涩。症见津亏液枯，骨蒸潮热，盗汗失眠，此为枯涩（津枯）。

对于新病或旧病，一般很少出现涩脉，若见涩脉，多属缠绵难治之证。张秉成："若其人素体不虚，新得暴病，诊得涩脉者，不可以涩为血少之语执定一见，必当望其色泽，听其声音，问其病源，自能洞悉其涩脉之因，病而涩非因虚而涩也。至久病久虚而见涩脉者，因当精血衰残论矣。

（3）合脉（兼脉）

浮涩——表虚，或为血弱。合细，汗多亡阳；合数，下利便血。

大涩——实热（或合数象）。

实涩——实热，汗出不彻。

紧涩——寒湿，或为痹痛。

弦涩——郁滞，气滞血瘀，血少腹痛。

沉涩——腹痛，血少瘀血，寒湿胎痛，腹寒遗精，阴衰里虚，或为气弱。

迟涩——少血受寒，中寒症结。

涩小——胃反。

涩弱——遗精，或为气衰。

虚涩——火旺，和数虚热。

微涩——血虚，宿食滞气。

扎涩——瘀血内结。

细涩——津涸，兼数虚劳。

短涩——肺痛，枯涩血少精竭。

沉搏而涩——则为血瘀。

涩而有力——邪气阻滞。

涩而无力——多为虚衰。

沉弦细涩——腹痛阴证之例。

（4）分部所主

右寸脉涩——自汗、气短、干咳、痰少而黏或咳痰不爽、胸闷气喘、上焦冷痞、臂痛。乃因肺气不宣，气郁日久，致营阴损耗所致。

左寸脉涩——心痛、惊悸、少气、神怯，多由心血虚少，心脉痹阻所致。

右关脉涩——胃脘冷痛，脘腹胀闷，食少呕恶，噎呃逆，痞满隐痛，朝食暮吐，或暮食朝吐，宿食不化，或胸膈疼痛，痛如锥刺，食入复吐，饮水难下，便硬色黑，或呕吐痰涎，紫血。乃因胃冷脾虚，反胃日久，或瘀血内结所致。

左关脉涩——肝郁积块，胁胀作痛，郁闷而满，周身麻痛。在左胁如复杯有头足，久不愈，令人发咳逆，涩必有力。乃因肝血不足，或肝气郁滞所致。

右尺脉涩——大便秘结，足胫逆冷，小腹冷痛，小便清频，淋痛，女子闭经、痛经。乃因命门火衰，大肠津液干涸或营血不足所致。

左尺脉涩——便痢下血，粪下不爽，脐下雷鸣，尿痛淋浊，遗精尿血，女子痛经，经闭，胎漏，不孕，或见疝气。千金方言：尺涩，下血下利多汗，足胫逆冷，小便赤，肠枯五心热。乃因寒湿入营，血脉痹阻，或营血不足，冲任失充，胞脉闭塞，或血少津亏所致。

（5）相关诊籍

①《诊家正眼》

体象：涩脉蹇滞，如刀刮竹；迟细而短，三象俱足。

主病：涩为血少，亦主精伤。寸涩心痛，或为怔忡。关涩阴虚，因而中热。右关土虚；左关胁胀。尺涩遗淋，血痢可决；孕为胎病，无孕血竭。

兼脉：涩而坚大，为有实热。涩而虚软，虚火炎灼。

按：涩者，不流利、不爽快之义也。《内经》曰"参伍不调"，谓之凝滞而至数不和匀也。《脉诀》以轻刀刮竹为喻者，刀刮竹则阻滞而不滑也。通真子以如雨沾沙为喻者，谓雨沾金石，则滑而流利；雨沾沙土，则涩而不流也。李时珍以病蚕食叶为喻者，谓其迟慢而艰难也。伪诀云："指下寻之似有，举之全无"，则是微脉而非涩脉也。王叔和谓其一止复来，亦有疵病。盖涩脉往来迟难，有类乎止，而实非止也。又曰："细而迟，往来难。"且涩者，乃浮分多而沉分少，有类乎散而实非散也。须知极软似有若无为微脉，浮而且细且软为濡脉，沉而且细且软为弱脉，三者之脉，皆指下模糊而不清爽，有似乎涩而确有分别也。肺之为脏，气多血少，故右寸见之，为合度之诊。肾之为脏，专司精血，故左尺见之，为虚残之候。不问男妇，凡尺中沉涩者，必艰于嗣，正血少精伤之症也。如怀子而得涩脉，则血不足以养胎。如无孕而得涩脉，将有阴衰髓竭之忧。

大抵一切世间之物，濡润则必滑，枯槁则必涩；故滑为痰饮，涩主阴衰，理有固然，无足疑者。

②《濒湖脉学》

体状诗：细迟短涩往来难，散止依稀应指间，如雨沾沙容易散，病蚕食叶慢而艰。

相类诗：参伍不调名曰涩，轻刀刮竹短而难，微似秒芒微软甚，浮沉不别有无间。

主病诗：涩缘血少或伤精，反胃亡阳汗雨淋，寒湿入营为血痹，女人非孕即无经。寸涩心虚痛对胸，胃虚胁胀查关中，尺为精血俱伤候，肠结溲淋或下红。

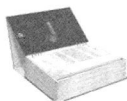

芤　革

芤与革对，同一中空，而虚实分焉。虚而空者为芤，实而空者为革。悟透实与虚，旁通芤与革。

芤：芤字训慈葱，中央总是空。医家持拟脉，血脱满江红。

（戴同父曰："营行脉中，脉与血为形。芤脉中空，血脱之象也。"）

革：革脉惟旁实，形同按鼓皮。劳伤神恍惚，梦破五更遗。

（按：革主亡精，芤主亡血。《脉经》言均为失血之候，混淆莫别。不过革亦有亡血者。——《三指禅》）

1. 芤脉

浮大而软，中取虚，沉而有力，边实内空，类似葱管。

脉居中位，豁大而软，如触葱管，沉取两边微实而中央空的感觉，说明脉管有一定的硬度。

戴氏言：轻触芤脉，上边之体，形豁大似有微弦带实之象，沉亦感微弦微实，似触芤脉下边之体，中间虚空而软。

综各家应以浮取豁大，似有微实之感；中取虚无力，指下似有空虚之感；沉取似带微弦之象，而且有力有根蒂，指下感觉两边或四周似实，如葱一样，故应以形大势软，中沉位置交替中探求。

（1）特点：①浮取豁大，柔软稍带微弦之象，如初按葱管上面之状。②中取虚无力，指下感觉脉管内空虚，周边实。③沉取有力，有根蒂或根脉模糊不清，如候葱管之下端（面），感觉脉管的两边，或下端亦有力，呈微实之象，脉管有一定硬度。

（2）机制：①火热之邪，损伤阳经或阴络，血突然大量溢出脉外，营血骤然减少，无以充脉，脉道豁大而空虚，故见浮大虚软中空之象。滑伯仁说："芤为失血之候，大抵气有余，血不足；血不能统气，故虚大若芤之状。"②失血伤阴，血少阴亏，脉道失充，故脉显空虚之象；血失液脱，气无所归，阳无所附，阳不内守而外张，故脉来浮大而势软。

《中医诊断学》：大出血当时，脉并非见芤，出血后数小时，或一二日，脉方见芤。乃肝载血，本能调节血量，而当血出过多，调节失权时则见芤。

由诸多血液病（白血病、再生障碍性贫血），久病阴血耗竭，脉反见芤象，正是孤阳脱阴之候。

史沛公言：每当失血之证，非细即大，兼弦、数、滑者较多，单独芤脉仍是少见，兼数、芤必死。

病若吐血，血者，脉当沉细；而反浮大而牢者（本此作革），死也。

乃因脉沉细，利于止凝血，若反浮大而革，血管硬化收缩力差，出血不易止，故易死亡。

另外，失精遗泄，或脾肾两虚，或胃肠疾病，长期摄入不足者，或在创伤或内伤出血过多时，也可见芤。

瘀血和蓄血，影响循环障碍，发生贫血症状，也见芤。

在热性病，灼精烁液，热邪不解，也可见芤。

大量呕吐，泄泻，或大量出汗，因此也可见芤，上芤之义。

（3）合脉（兼脉）

浮芤——失血，气阴两伤。

虚芤——亡血失精，兼数阴血两伤。

芤迟——失血正虚，失精重证。

微（稍）芤——血，或为便血，尺中微芤，尿血崩漏。

芤而上泛有力——热邪为犯。

芤紧——肠痈。

芤弦——血溢身热，真阴枯竭，或虚中挟实。

芤数——肠痈，或为阴虚。

芤涩——瘀血失血，虚中挟实，或瘀血结成团。

芤革——失血崩漏。

（4）分部所主

左寸脉芤——吐血，呕血，鼻内流血，伴心悸怔忡，气短，憋气等。乃心血妄行于外，血不养心所致。

右寸脉芤——咳嗽，咯血，吐血，气喘，胸闷气急，胸中积血。乃瘀血积于胸腔，肺络损伤，气血上逆，溢于管外所致。

左关脉芤——两胁作痛，气胀，肝脾大，出现吐血，呕血，便血，吐血目暗。因肝郁日久，血脉瘀阻，肝血不藏，损伤外溢所致。

右关脉芤——脾大肿胀，胃痛出血，胃痛，肠痈化脓出血，便血，呕血不食。因胃络损伤，脾不统血，血不循经，外溢脉络所致，大便出血数斗者，以肺俞伤故也。

左尺脉芤——精泄欲脱，大汗淋漓，崩中漏下，尿血量多。因阴竭亡阳，液脱津枯，或胞宫及膀胱出血过多所致。

右尺脉芤——女子崩漏，月经过多，尿血鲜红，大便下血，或痔瘘，痢疾引起便血多者。乃下焦肠道积热成毒，损伤脉络，或者胞宫及膀胱损伤出血所致。

（5）相关诊籍

①《诊家正眼》

体象：芤乃草名，绝类慈葱；浮沉俱有，中候独空。

主病：芤脉中空，故主失血。左寸呈芤，心主丧血。右寸呈芤，相傅阴伤。芤入左关，肝血不藏。芤现右关，脾血不摄。左尺如芤，便红为咎。右尺如芤，火炎精漏。

按：芤之为义，两边俱有，中央独空之象也。芤乃草名，其状与葱无以异也。假令以指候葱，浮候之着上面之葱皮，中候之正当葱之空处，沉候之又着下面之葱皮，以是审察，则芤脉之名象，昭然于心目之间，确乎无可疑矣。刘三点云："芤脉何似，绝类慈葱。指下成窟，有边无中。"叔和云："芤脉浮大而软，按之中央空，两边实。"二家之言，其于芤脉已无遗蕴矣。戴同父云："营行脉中，脉以血为形。芤脉中空，脱血之象也。"伪诀云："两头有，中间无。"以头字易《脉经》之边字，未明中候独空之旨，则是上下之脉划然中断，而成阴绝阳绝之诊矣。又云："寸芤积血在胸中，关里逢芤肠胃痈。"是以芤为蓄血积聚之实脉，非失血虚家之空脉矣。以李时珍之博洽明通，亦祖述其言为主病之歌，岂非千虑之一失乎？伪诀又云："芤主淋沥，气入小肠。"与失血之候，有何干涉！种种邪讹，误人不小，不得不详为之辨也。即叔和《脉经》云："三部脉芤，长病得之生，卒病得之死。"然暴失血者脉多芤，而谓卒病得之死可乎？

其言亦不能无疵也。至刘肖斋所引诸家论芤脉者，多出附会，不可尽信。

②《濒湖脉学》

体状诗：芤形浮大软如葱，按之旁有中央空，火犯阳经血上溢，热侵阴络下流红。

相类诗：中空旁实乃为芤，浮大而迟虚脉呼，芤更带弦名曰革，血亡芤革血虚虚。

主病诗：寸芤积血在于胸，关里逢芤肠胃痈，尺部见之多下血，赤淋红痢漏崩中。

2. 革脉

脉来浮大弦急，外坚中空，状如鼓皮，举之有力，按之虚软，似弦若芤，兼数或迟。

脉体稍硬，轻取即得，稍按则脉管充盈不足，似有空虚感觉，重按力势减弱，脉管硬度较大，带有弦象。

时珍论革遵仲景之意，认为革脉体象如按鼓皮，浮取弦而劲急，若紧绷的鼓皮，按之豁然中空，里虚而外实，兼有芤脉中空，弦脉劲急特点，主虚寒证。

革脉浮取弦大，搏指坚急，且兼数、滑之象。沉取或重按，有豁然而空感觉，似革无根之象，预后不良。

（1）特点：①以弦、芤为主的复合脉，其位浮，形大，势劲（弦）强，轻取搏指有力，脉形明显，沉候虚空无力，如按鼓皮，外绷急而坚，内中空似无。②浮取若弦，按之似芤，恰如指按鼓革之状，若单一出现弦或芤脉，则其革不能成立，故临床革脉较少见。③脉率一般一息四至，也可兼他脉，但节律规整，有时亦可出现脉率不齐，此由兼脉所致，临床不常见。④脉来弹动搏指极有力，为有刚少柔，此是真脏脉显，为太过，胃气已衰或胃气已无之象。

（2）机制

平素体弱，精血内枯，中气亏虚日久，复感阴寒有余之邪，客于经脉，脉来拘急，气冲于外，血少不能敛气，形成脉道豁大绷急，内中虚空似无，形成革脉之象。

中医诊断学："一是素体虚弱，又新感寒邪，寒邪束表故脉见浮大、绷急之革脉；一是亡血失精，阴虚无以敛阳，以致孤阳外越出现革脉。"

叔和言三部脉革，长病得之死，猝病得之生。

革脉浮大而劲急，似绷紧的鼓皮，沉取恰如鼓内空虚，按之豁然力减，呈无力感觉，显示了脉管较硬。

（3）分部所主

左寸脉革——心悸、胸闷、心痛、憋气、胸有压缩感，心烦。乃因失血气衰，血不养心所致。

右寸脉革——胸闷气涌，咳嗽喘促，吐痰，气短不足以息，乃肺气虚衰或感受寒邪所致。

左关脉革——寒疝，阴囊与睾丸冷痛，连及少腹，睾丸上缩，或腹中积块，时聚时散，两胁胀痛，心烦喜怒，脘满不思食。乃寒滞肝脉，气滞血瘀所致。

右关脉革——胃脘胀满，痛连胁肋，按之较舒，嗳气频繁，舌苔薄白，食少，消化迟钝，胃痛。乃脾气虚衰，肝气犯胃所致。

左尺脉革——遗精，滑泻不止，腰酸作痛，失眠健忘，尿频失禁，记忆力不集中。乃肾脏亏虚，精血不足或膀胱失约所致。

右尺脉革——妇女崩漏，小产，腰痛无力，腹胀神疲，男子殒命为忧。乃肾气虚弱，冲任不固，胎失所系，或阴道出血量多所致。

（4）相关诊籍

①《诊家正眼》

体象：革大弦急，浮取即得；按之乃空，浑如鼓革。

主病：革主表寒，亦属中虚。左寸之革，心血虚痛。右寸之革，金衰气壅。左关遇之，疝瘕为祟。右关遇之，土虚为疼。左尺之革，精空可必。右尺之革，殒命为忧。女人得之，半产漏下。

按：革者，皮革之象也。表邪有余，而内则不足也。恰如鼓皮，外则绷急，内则空虚也。浮举之而弦大，非绷急之象乎？沉按之而豁然，非中空之象乎？惟表有寒邪，故弦急之象见焉；惟中亏气血，故空虚之象显焉。仲景曰："革脉弦而芤，弦则为寒，芤则为虚。虚寒相搏，此名为革。男子亡血失精，女人半产漏下。"王叔和云："三部脉革，长病得之死，卒病得之生。"李时珍云："此芤弦二脉相合，故均主失血之候。诸家脉书皆以为即牢脉也，故或有革无牢，或有牢无革，溷淆莫辨，不知革浮牢沉，革虚牢实，形与症皆异也。"《甲乙经》云："浑浑革至如涌泉，病进而色弊，绵绵其去如弦绝者死。"谓脉来混浊革变，急如泉涌，出而不返也。观其曰涌泉，则浮取之不止于弦大，而且数且搏且滑矣；曰弦绝，则重按之不止于豁然，而且绝无根蒂矣，故曰死也。王贶以为溢脉者，自寸而上贯于鱼际，直冲而上，如水之沸而盈溢也，与革脉奚涉乎？丹溪曰"如按鼓皮"，其于中空外急之义，最为亲切之喻。

②《濒湖脉学》

体状主病诗：革脉形如按鼓皮，芤弦相合脉寒虚，女人半产并崩漏，男子营虚或梦遗。

相类诗：见芤、牢。

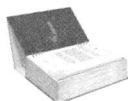

紧　散

紧与散对，松紧聚散，物理之常。散即松之极者也，紧即聚之极者也。紧如转索，散似飞花。紧散相反，形容如生。

紧：紧脉弹人手，形如转索然。热为寒所束，温散药居先。

（诸紧为寒为痛。人迎紧甚，伤于寒；气口紧甚，伤于食。腹痛尺紧，中恶浮紧，咳嗽沉紧，皆主死证。按浮紧宜散，沉紧宜温。）

散：散脉最难医，本离少所根据。往来至无定，一片杨花飞。

（柳氏云："无统纪，无拘束，至数不齐，或来多去少，或去多来少，涣散不收。"——《三指禅》）

1. 紧脉

脉来绷急而坚，细直疾数，状若切绳转索，举按有力，似弦带长之象。

病人张目且感口渴，心胸以下坚硬，此属心实热证，脉应当出现紧、实、数有力的心脉，若相反出现沉涩而微的肾脉，则是心火为肾水所克，病实脉虚，故为死证。

仲景言：其似搓合绳子，左右转动而无常位，指出紧脉则刚劲绷急而兼绞转之状。

综诸家紧脉绷急而坚，似快速绞转的绳索，细直紧张而有力。

脉来如劲急转动的绳索，来往有力，乃因宿食不化，停积中焦，正邪相搏所致。

姜春华：紧脉之脉管收缩，而心脏之排血力亢盛，故形成挺急，然决不左右弹人手。

紧脉多为寒邪侵袭人体，脉道紧束拘急而变细，阳闭化热，气血流行增速而疾数。阴寒之气外束，正邪交争，脉鼓搏有力，绷急而坚，若如切绳状，脉管而呈细直坚急状。

若如转索，脉管则为粗大劲强似弦，左右弹人手，或快速旋转，如绞拧粗索之感，因此，弦紧二脉，有概念模糊混淆不清之处。

紧脉浮、沉按皆可，由于病邪轻重与病人禀赋不同，其体可显示粗大或较细的不同，据诸家之意来看，邪气来盛，下指浮取，脉气鼓搏有力，挺劲坚急，其势不受压抑，左右弹击似弦之感，或粗如转索，或细如切绳。

指下施力重按，脉气受到压抑，挺劲绷急，坚急而呈现细形，似弦带长，状如切绳感，转索之象则不明显。

总之，紧脉细直疾数，举按皆有力，轻按浮取如索绞转，紧急劲强，其形粗大（亦可见细），重按沉取，如切（牵）细绳，左右弹指，似弦带长，故紧脉应从数、形、势方面，结合诊取。

（1）特点：紧脉紧张度大，脉势刚劲有力，绷紧坚挺，急疾如数，节律均匀，其体细直或粗大，状如转索切绳。左右弹动而无常位，似弦带长，举按皆然。

（2）机制：①阴寒之邪偏盛，侵袭人体，凝聚不散，阳气与之剧争搏激，致使脉道拘急收缩而束敛，脉气劲急伸张力争而过，故指下紧急而挺劲之感。②冷痰宿食之邪伤内，阴阳失和，邪气滞留脉中，郁闭化热，搏击气血，脉道绷急有力，状如切绳。《中医诊断学》：内痛宿食之脉紧，亦是寒气宿食积于中而不泄，阻碍阳和之气，不能畅达，引起正邪相争的现象。③经脉壅塞不同，正邪交争于内，阴邪外束不得入，正气在内而欲出，脉道拘急紧张，气血冲击外鼓，脉道劲急四弦带长状。

《中医诊断学》："或因疼痛，正邪相争，可致脉道紧张，而见左右弹指紧象。"

紧脉有太过、不及之分。若紧如转索而强急不和，此为太过，多为邪实之证，如感受寒邪，而正不虚者多见之。

若水湿郁滞关节化热，则胃气强，而可奄然发狂，汗出而解，湿邪与汗共泄出体外，此时见脉紧，知正气振奋，强力抗邪而使邪外出，病可自愈。

若紧脉不鼓，此为不及，常见内伤日久，阴液消耗，不荣于脉之证。

紧脉多紧急有力，是因阴多阳少，阴邪搏结所致。

临床上表寒外束，或是里寒独盛，或者阳热为寒邪束缚时，便可出现紧象。

柳谛言：按此脉如切绳，乃热为寒束之脉，故急而不甚鼓。

咳嗽虚损而现紧脉，乃正虚邪固，不易挽治。

（3）合脉（兼脉）

浮紧——表寒，或为伤寒，发热无汗，头痛身痛，咳嗽吐痰，太阳伤寒，或为肺水。

沉紧——里寒，或为里痛，伤食呕吐，胀满泄利，通风惊风，阴疝疝癖，中寒逆冷。

弦紧——胁痛，脏伤瘀血，或为寒痹，癥瘕积聚。

紧数——寒热俱发，肠痈脓成，或寒热往来，宿食吐逆，头痛身痛，项强咳嗽，或外瘴疟。

紧滑——蛔动，宿食吐蛔。

沉紧而滑——宿食吐蛔，坚实痃癖，或为胃寒，不食下利。

紧迟——有寒。

紧涩——气血郁结，或为寒痹，紧急遁尸。

紧而兼浮，太阳伤寒；紧而兼沉，寒积腹痛；紧而兼实，内有痃癖；紧而兼小，寒邪深入。

（4）分部所主

左寸脉紧——心满急痛，头热头痛，目痛，项强，面青唇紫，肢冷胃寒，小儿多见惊风及中风头痛逆风。乃因寒邪入里，凝阻心脉，心阳不振，经脉阻遏所致。

右寸脉紧——伤寒咳嗽，喘促痰多，色白质稀起沫，鼻塞膈涌，伴发热轻，恶寒重，无汗身痛。乃因风寒束表，内传于肺所致。

左关脉紧——胁肋胀痛，腹满痛剧，疝瘕肿痛，或关节筋挛拘急。外伤寒邪筋痛。乃因寒凝肝脉或经络因寒阻滞所致。

右关脉紧——饮冷伤食，呕吐腹泻，呃逆，胃脘痛胀。乃因寒邪入内，阳气被遏，气机阻滞所致。

左尺脉紧——腰痛，脐间疼痛，或阴囊冷痛，或硬肿，小便涩痛，腰脚脐下痛。乃因寒邪积聚下焦或小腹不通所致。

右尺脉紧——奔豚，则脐下悸动，气上冲咽喉，胸腹疼痛。乃因肾阳虚，寒气上冲所致。若属疝气（寒疝），则可见脐周疼痛，连及少腹，牵引睾丸，四肢厥逆或麻木，周身发冷或出冷汗。乃因寒邪凝聚小腹所致。若是癥瘕积聚（血瘀），症见腹痛连及两胁，小腹挛急作痛，痛连阴部或睾丸。乃因脾胃虚寒，或产后血瘀，复感寒邪，结聚中焦所致。

（5）相关诊籍

①《诊家正眼》

体象：紧脉有力，左右弹人；如绞转索，如切紧绳。

主病：紧主寒邪，亦主诸痛。左寸逢紧，心满急痛。右寸逢紧，伤寒喘嗽。左关、人迎，浮紧伤寒。右关、气口，沉紧伤食。左尺见之，脐下痛极。右尺见之，奔豚疝疾。

兼脉：浮紧伤寒，沉紧伤食。急而紧者，是为遁尸。数而紧者，当主鬼祟。

按：紧者，绷急而兼绞转之形也。古称热则筋纵，寒则筋急；此惟热郁于内，而寒束于外，故紧急绞转之象，征见于脉耳。《素问》曰"往来有力，左右弹人手"，则刚劲之概可鞠。夫寒者，北方刚劲肃杀之气，故紧急中复兼左右弹手之象耳。仲景曰："如转索无常。"叔和曰："数如切绳。"丹溪曰："如纫簀线。譬如以二股三股纠合为绳，必旋转而绞，乃紧而成绳耳。"可见紧之为义，不独纵有挺急，抑且横有转侧也。苟非横有转侧，则《内经》之左右弹人，仲景之转索，丹溪之纫线，叔和之切绳，将何所取义乎！高阳生伪诀未察诸家之说，而妄云"寥寥入尺来"，不知于紧之义何居乎！盖紧之挺急而劲，与弦相类；但比之于弦，更有加于挺劲之异，及转如绳线之状也。

中恶、祟乘之脉而得浮紧，谓邪方炽而脉无根也。咳嗽、虚损之脉而得沉紧，谓正已虚而邪已痼也。咸在不治之例。

②《濒湖脉学》

体状诗：举如转索切如绳，脉象因之得紧名。总是寒邪来作寇，内为腹痛外身痛。

相类诗：见弦、实。

主病诗：紧为诸痛主于寒，喘咳风痫吐冷痰，浮紧表寒须发越，紧沉温散自然安。寸紧人迎气口分，当关心腹痛沉沉，尺中有紧为阴冷，定是奔豚与疝痛。

2. 散脉

至数不匀，去来无常，虚大浮散，轻飘无根，沉按则无，状似杨花散漫。

《三指禅》："往来至无定，一片杨花飞。"

按二李、戴氏等，皆引柳东阳之语，认为散脉至数不匀，节律不齐，如杨花散漫飞舞，轻飘无根，涣散不收之象。

经文提出脉来如散叶一般，飘零虚散，浮泛无根之状，乃肝气大虚也，若脉涣漫不收，乱如落叶，木气凋谢，金气乘木，水不涵木，则肝木枯竭也。

散脉涣散不聚，漂浮于上，渐轻渐有，渐重渐无，似杨花散漫飞舞之状，其律不齐，去来无常，脉率或快或慢，至数模糊不清，飘忽不定，脉势乏力，古时医家多推柳氏之说。

心脉变更，阳气大盛，故脉浮大，阴气而虚，故当脉散。"散"有虚衰之义，肺脉应秋，阴气渐盛，脉来短涩，阳气渐去而不入里，故见散象，此散乃脉虚散于外之象。皆为人顺四时变化之脉象，故属平脉。

按：散脉轻取浮大无边，其势虚软，飘忽不聚，搏动无力，至数不匀、中取涣散、模糊不清；重按则无，指下渐轻渐有，渐重渐无，应从位、数、形、势结合上探取。

（1）特点：①至数不匀，乍疏乍数，多寡不一，节律不齐，忽大忽小，强弱不等，轻取则浮散虚大，上漂无根，涣漫无边而势软，中、沉取则无脉。②常兼它脉，为脏腑生理之象，心脉浮大而散，肺脉短涩而散，平脉也。散忌单现，独见则危矣。③散见于将分娩的孕妇，称为"离经脉"可不作病脉。所谓离经，即气血失于经常之法度致散脉，戴起京曰："产妇得之则生子，孕妇得之为堕伤。"

（2）脉理：①精血之阴质，亏耗枯竭已尽，阳无所依，真元离散，浮越于外，脉气涣散上浮，脉道空虚无根；心阳衰微，无力鼓搏于脉，脉行或快或慢，阴阳不敛，脉气不聚而离乱，脉见散漫无纪，至数不齐。郭振球："散脉乃血耗精散，脏腑真气将即脱绝的征象。"《脉诊》散脉的形成，乃因心力衰竭，阳气散离，阴阳不敛，气虚血耗，无力鼓动于脉，乃致浮散无根，不齐，状如杨花，至数不齐。②孕妇将产之时见散脉，知为临产在即，须防产后虚脱，怀孕不到产期而脉散，则会堕胎，皆因气血大伤，胎元不固所致。

散脉多见于心肾阴虚，不能维阳，形成阴阳离绝之候，为一种病势危笃不易治疗的险证，在心脏病重危时，往往见之。

（3）合脉（兼脉）

浮散——虚剧，或眩晕仆倒。

代散——危候。

滑而浮散——为中风瘫痪。

沉重中散——寒食成瘕。

浮洪兼散——夏月本体。

弦而中散——消渴。

（4）分部所主

左寸脉散——精神萎靡，心悸，怔忡，失眠、烦躁，甚至循衣摸床，撮空理线，昏仆不知，心阳衰微，心血大亏所致。

右寸脉散——自汗或大汗淋漓，乃肺气大衰，卫阳不固所致。

右关脉散——肢体疼痛沉重，或肿，或兼见喘咳，乃肝郁脾虚，水饮泛滥，或饮邪泛溢于体表肌肤所致。

溢饮乃由肺脾肾气机失常，津液失运，以致水湿停聚，泛溢体表肌肤，其中脾脏为枢机，故应在右关。诸家谓溢饮在左关脉散？误也。

左关脉散——初起时腹部胀满，胁下有痞块，以后腹水逐渐增加时，面色苍白，或萎黄，或晦黑，肌肉消瘦，食量减少，倦怠无力，乃因虫毒结聚于内，肝脾受伤肿大，形成蛊病或蛊胀，脉络瘀塞，升降失常，至脉气散乱。蛊胀，即臌胀也，腹部胀大，腹皮青筋显露，四肢不肿（或微肿），初因情致不舒，肝气郁结，脾胃湿热壅结，继而气滞血瘀，水湿不运所致。内脏以肝为主，影响于脾，在标实渐剧，真阴大伤，脉散当显左关，传变至此，亦可两关同见。

左尺脉散——发热，或高热，汗出，吐泻，出血，骨瘦如柴，皮肤皱褶，眼眶深陷，精神烦躁，昏迷谵语，遗泄频频，唇舌干红。因高热、出汗、吐泻、出血或慢性消耗性而致津液严重缺损，形成亡阴证。

右尺脉散——大汗淋漓，汗出如珠，畏冷蜷卧，四肢厥冷，精神萎靡，面色苍白，呼吸微弱，渴喜热饮。乃阳气衰竭，肾阳消亡，或命门火绝所致。妊娠分娩，小产堕胎，伴见腰膝酸软无力或疼痛，小腹下坠，阴道流血，头晕耳鸣。乃因肾虚伤及气血，胎元不固所致。

（5）相关诊籍

①《诊家正眼》

体象：散脉浮乱，有表无里；中候渐空，按则绝矣。

主病：散为本伤，见则危殆。左寸见散，怔忡不寐。右寸见散，自汗淋漓。左关之散，当有溢饮。右关之散，胀满蛊疾。左尺见散，北方水竭。右尺得之，阳消命绝。

按：散有二义，自有渐无之象，亦散乱不整之象也。当浮候之，俨然大而成其为脉也；及中候之，顿觉无力而减其十之七八矣；至沉候之，杳然不可得而见矣。渐重渐无，渐轻渐有。明乎此八字，而散字之义得，散脉之形确着矣。故叔和云"散脉大而散，有表无里"，字字斟酌，毫不苟且者也。崔氏云"涣漫不收"盖涣漫即浮大之义，而不收即无根之义；虽得其大意，而未能言之凿凿也。柳氏云："无统纪，无拘束，至数不齐，或来多去少，或去多来少，涣散不收，如杨花散漫之象。"夫杨花散漫，即轻飘而无根之说也。其言至数不齐，多少不一，则散乱而不整齐严肃之象也。此又补叔和未备之旨，深得散脉之神者也。

戴同父云："心脉浮大而散，肺脉短涩而散，皆平脉也。心脉软散而怔忡，肺脉软散为汗出，肝脉软散为溢饮，脾脉软散为胕肿，皆病脉也。肾脉软散，诸病脉见散，皆死脉也。"古人以代散为必死者，盖散为肾败之征，代为脾绝之候也。肾脉本沉，而散脉按之不可得见，是先天资始之根本绝也。脾脉主信，而代脉歇至不愆其期，是后天资生之根本绝也。故二脉独见，均为危殆之候；而二脉交见，尤为必死之符。

②《濒湖脉学》

体状诗：散似杨花散漫飞，去来无定至难齐，产为生兆胎为堕，久病逢之不必医。

相类诗：散脉无拘散漫然，濡来浮细水中绵，浮而迟大为虚脉，芤脉中空有两边。

主病诗：左寸怔忡右寸汗，溢饮左关应软散，右关软散胻肿胕，散居两尺魂应断。

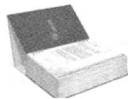

缓　疾

缓与疾对，脉之至数，一则四至，一则七至。

缓：缓脉四至柔，不疾又不徐。无病为平脉，有病兼他脉。
疾：疾脉七至息，脉来相当急。阳证热证甚，阴虚里热极。

1.缓脉

一息四至，宽舒和柔，从容不紧（平）；或纤徐缓慢，懈怠宽弛，举按有脉（病）。

一息四至，不疾不徐，宽舒和柔，从容不紧（平），小于迟，纤徐缓慢，懈怠宽弛，常兼他脉（病）。

综诸家，一息四至，约合脉率72次/分，不疾不徐，宽舒和柔，从容不紧，这种形态为平性缓脉，且含有胃气和神气，若小于迟，纤徐缓慢，懈怠不舒，兼合他脉，则为病性缓脉。若无胃气，则为危候之兆，临证不可不察。

脉里有"神气"神气须依存谷气濡养，谷气充足，则脉中神气亦来，谷气来则徐而和。

缓脉中取可见正形，但浮沉二候，亦可诊取，其形柔和而软，从容均匀，不强不弱，不迟不数，一息四至，宽舒和缓，带有胃气，长远有根，毫无躁急或涩滞之象，便为诊得平性缓脉之形；若放纵怠慢，如琴弦松弛，失其更张，搏动弛缓，不鼓，怠慢，呈现纵缓之状，则属诊得病性缓脉之形。故缓脉亦应从位、数、形、势四者诊取。平脉缓和有胃气，病性缓脉多兼合他脉。

（1）特点：①缓脉中含神气、胃气，有神气、胃气的缓脉，其形从容和缓，柔匀自如，宽舒顺畅，方为平脉。若见缓弱，必乃少神，胃气不足征象。久病带缓乃为有胃气，其生可无病之脉，不求神而神在，缓即为神也。②缓脉为四季之本，如春季脉微弦，必带和缓之胃气脉之象。他季之脉亦然。③缓脉为脾（胃）之正脉，缓为脾脉，归脏属阴，旺于四时，从容不紧，和缓以滑，不疾不徐，不强不弱，节律均匀。④缓脉为衡量各种类型病脉标准，若兼合其他脉象，则更易鉴别出病脉，精熟缓脉即可知诸病脉。

（2）机制：①禀胃气而成，内外无邪，脏腑安和，元气充沛，阴阳相依，气血调和，百脉畅行，故脉气柔匀宽舒，一息四至，悠扬自如，从柔和缓。②邪气袭表，卫伤营亏，营行脉中，卫行脉外，营卫化生不足，脾失健运，经脉空虚，脉道弛缓，故脉来怠慢而兼浮之象。风温湿温，愈热愈缓，以风、热为阳邪也，愈缓则津液愈耗。③湿侵体内，气机不振，气血运行怠慢，湿邪困滞经脉，脉道弛缓而松懈，故见怠慢之状，怠慢不振，有似困缚之象。④脾虚失运，水湿内停，湿浊滞恋于脉；气血不足，脉道失充，故脉呈现弛缓不及之象。

外科疮疡未溃时见缓，则为气血衰弱，毒深邪盛之证。

缓主胃气和，亦可生热，三部俱缓脾素热，口臭胃翻长呕逆，齿肿龈，寒热时时少心力。

缓大有力，则为有余，其症必见虚寒。

气分有热，烦渴、腹满、痈疡诸疾，不及者中气不足，虚寒气怯，以及眩晕诸疾。

脾旺之时，其脉大，阿阿而缓，名曰平脉。反得弦细而长者，乃肝之承脾，木之克土，为贼邪，死不治。反得洪大而数者，乃心之承脾，母之归子，乃虚邪，虽病易治。

郭元峰："缓为脾脉，主乎中，应乎肌肉，阴尺阳寸，上下相同，不浮不沉，不大不小，不徐不疾，不微不弱，和缓有力，鼓指有神，乃为平脉。"

戴起宗：缓脉大而慢，迟脉小而衰，然迟也有大者。

（3）合脉（兼脉）

浮缓——为风，风湿或中风；伤风（右寸），肝风（左关），肠风（右关）溲频或月经过多，卫伤。

沉缓——为湿，湿痹或寒湿，蓄水或眩晕，血气虚或小腹冷，营弱。

缓大——为风虚，伤风自汗，寒热。

细缓——为湿，湿痰寒湿，兼沉阳虚。

细涩——血虚血少或血伤，营虚或脾胃气虚，血少精伤。

缓滑——为热，内热或热中痰或痰热壅滞，兼大实热。

缓迟——伤湿，虚寒相搏，虚冷咽痛，兼细多虚寒。

缓弱——气虚气损或阳衰，缓弱少神为气血不足。

缓洪——湿热兼浮阴虚。

缓紧——为痛。

浮而宽缓不弱——卫虚。

沉细迟缓——营弱虚寒。

缓大无力——阳虚。

缓迟细——阴虚。

（4）分部所主

右寸脉缓——头项强痛，肩背酸楚，自汗恶风，或有口眼㖞斜，乃风邪伤卫，或风邪侵入人体上部，因此常兼浮象。

左寸脉缓——心虚气短，怔忡，健忘，胸痛，眩晕，面色不华，唇舌色淡，项背急痛。乃心气不足或心之血脉空虚所致，常兼涩象。

右关脉缓——胃虚脾弱，脘腹痞闷，食少不化，嗳酸吞酸，腹痛喜按，便溏或泄，面色萎黄，倦怠嗜卧，乃脾胃虚弱所致，常兼虚、弱、沉、迟之象。

左关脉缓——左胁气结，腹部胀闷不适，头目眩晕，视物模糊，肘臂发麻，或手足抽搐，牙关紧闭，乃血虚与内，风阳上扰，或肝失疏泄所致，故常兼合弦、大、浮之象。

右尺脉缓——腰膝冷痛，下肢浮肿，脚弱无力，腹冷泄泻，或少腹冷痛，腰痛畏寒，阳痿不举，精冷不育，妇女宫寒不孕，小便难，有余沥。乃由肾阳虚弱，命门火衰，连及脾阳，失于运化，三焦失去气化所致。常兼合细、小之象。

左尺脉缓——发脱齿摇，耳鸣耳聋，腰膝酸软，头晕目眩，健忘失眠，盗汗遗精，或小便艰难，余沥不尽，或小便频数，女子月经不调。乃肾阴不足，精管不固所致，常兼涩、沉之象。

（5）相关诊籍

①《诊家正眼》

体象：缓脉四至，来往和匀；微风轻飐，初春杨柳。

兼脉主病：缓为胃气，不主于病。取其兼见，方可断症。浮缓风伤，沉缓寒湿。缓大风虚，缓细湿痹。缓涩脾薄，缓弱气虚。左寸涩缓，少阴血虚。右寸浮缓，风邪所居。左关浮缓，肝风内鼓。右关沉缓，土弱湿侵。左尺缓涩，精宫不及。右尺缓细，真阳衰极。

按：缓脉以宽舒和缓为义，与紧脉正相反也。在卦为坤，在五行为土，在时令为四季之末，在人身为足太阴脾。若阳寸阴尺，上下同等，浮大而软，无有偏胜者，和平之脉也。故曰：缓而和匀，不浮不沉，不大不小，不疾不徐，意气欣欣，悠悠扬扬，难以名状者，此真胃气脉也。又云：土为万物之母，中气调和，则百疾不生。又一切脉中皆须挟缓，谓之胃气；但得本脏之脉，无胃气以和之，则真脏脉见，与之短期。又曰：有胃气则生，无胃气则死，缓之于脉大矣哉！是故缓脉不主疾病，惟考其兼见之脉，乃可断其为病耳。岐伯曰："脾者土也，孤脏以灌四旁者也。……善者不可见，恶者可见。……其来如水之流者，此为太过，病在外；如鸟之喙者，此谓不及，病在中。太过则令人四肢沉重；不及则令人九窍壅塞不通。"

王叔和《脉经》云："脾旺之时，其脉大，阿阿而缓，名曰平脉。反得弦细而长者，是肝之乘脾，木之克土，为贼邪，死不治。反得浮涩而短，是肺之乘脾，子之扶母，为实邪，虽病自愈。反得洪大而散者，是心之乘脾，母之归子，为虚邪，虽病易治。反得沉濡而滑者，是肾之乘脾，水之凌土，为微邪，虽病即瘥。"高阳生伪诀以缓脉主脾热、口臭、反胃、齿痛、梦魇诸症，出自杜撰，与缓脉无涉也。

②《濒湖脉学》

体状诗：缓脉阿阿四至通，柳梢袅袅飐轻风，欲从脉里求神气，只在从容和缓中。

相类诗：见迟脉。

主病诗：缓脉营衰卫有余，或风或湿或脾虚，上为项强下痿痹，分别浮沉大小区。寸缓风邪项背拘，关为风眩胃家虚，神门濡泄或风秘，或是蹒跚足力迂。

2. 疾脉

脉来躁急，一息七至，浮沉皆得，节律规整，快于数脉，在121～140次/分。

姜春华：疾有二义，一至数不多；二有躁急之象。疾而按之益坚乃亢阳无制，真阴垂绝之候；疾而按之不鼓为阴邪暴虐，虚阳发露之征。

（1）特点：①躁急，速率数多，一息七至，往来均匀，节律规整，或兼细小之形，举按皆有。②婴儿疾，属正常，小儿纯阳之体，气血未充，叶显纯小儿110～120次/分为正常。③孕妇临产时，可见到疾脉，不作病，左疾男，右疾女。

（2）机制：热邪亢盛之极，阴精竭绝于内，元气将脱，浮（孤）阳上泛在外，气冲无拘束，脉道运行失常，往来快速，起止躁急而见疾。

劳瘵病人，多见精髓内竭，相火上越，骨蒸内灼，津液耗伤的极期或末期，或见某些热邪亢盛，力量耗伤阴津，亦可见疾脉，但痨瘵虚愈之人见之危恶之兆。

伤寒论中征象表示，邪气盛欲传里；或因汗药激荡，血行亢进，或热结兼虚。故其见证，烦躁欲呕，或目直视不能，不得眠；或谵语潮热等。故重证一般为阴极阳竭，元气将脱，临床不常见，如见者，多属病情危重，勿论尺寸短期已决。

疾脉按之益坚，乃亢阳无制，真阴垂绝之候，其疾必兼躁急之象。

若按之不鼓指，又是阴邪暴虐，虚阳外越之征，其疾必兼虚弱之象。

上两者都没有冲和的胃气，乃步入危险阶段，若疾脉不大不小，则胃气尚存，病仍可治。

（3）分部所主

左寸脉疾——心火亢盛之极，引起心气不敛，症见心悸、怔忡、气短憋闷、汗多而黏、口燥咽干等。

右寸脉疾——胸闷、咳嗽、气喘、吐痰或痰中带血，乃心火或火热之邪刑金，心火炽盛，耗伤肺阴所致；高热，呼吸急促，鼻翼扇动，甚或咯血等症，乃热邪炽盛，热郁于肺或痰热阻肺。

左关脉疾——头晕头痛、视力减退、眼干、夜盲、烦躁失眠，女子经闭、经少。乃肝阴不足，慢性耗损或血不养肝所致。或由肝阳亢盛而致肝阴将竭，其脉可从有力无力而分。

右关脉疾——饥不欲食，肌肉消瘦，体倦乏力等。多由脾气散精不足。若胃阴虚，或脾虚不运，阳损及阴，或饮食营养不足，可致脾气散精无源。

左尺脉疾——多见久病体弱，周身消瘦，骨蒸潮热。或低热不退，热汗而黏，口渴而喘，躁扰不安，呼吸气粗，舌红质干等亡阴证。乃因肾阴耗灼所致。

右尺脉疾——高热烦渴，大汗淋漓，面色苍白，四肢厥冷，舌淡而润等亡阳证。乃由肾阳亢奋，火热盛极所致。

（4）相关诊籍

《诊家正眼》

体象：疾为急疾，数之至极；七至八至，脉流薄疾。

主病：疾为阳极，阴气欲竭。脉号离经，虚魂将绝。渐进渐疾，旦夕殒灭。左寸居疾，弗戢自焚。右寸居疾，金被火乘。左关疾也，肝阴已绝。右关疾也，脾阴消竭。左尺疾兮，涸辙难濡。右尺疾兮，赫曦过极。

按：六至以上，脉有两称，或名曰疾，或名曰极，总是急速之形，数之甚者也。是惟伤寒热极，方见此脉，非他疾所恒有也。若劳瘵虚惫之人，亦或见之，则阴髓下竭，阳光上亢，有日无月，可与之决短期矣。阴阳易病者，脉常七八至，号为离经，是已登死籍者也。至夫孕妇将产，亦得离经之脉，此又非以七八至得名，如昨浮今沉，昨大今小，昨迟今数，昨滑今涩，但离于平素经常之脉，即名为离经矣。大都一息四至，则一昼一夜约一万三千五百息，通计之当五十周于身，而脉行八百一十丈，此人身经脉流行之常度也。若一呼四至，则一日一夜周于身者当一百营，而脉遂行一千六百余丈矣。必至喘促声嘶，仅呼吸于胸中数寸之间，而不能达于根蒂，真阴极于下，孤阳亢于上，而气之短已极矣。夫人之生死由于气，气之聚散由乎血，凡残喘之尚延者，只凭此一线之气未绝耳。一息八至之候，则气已欲脱，而犹冀以草木生之，何怪乎不相及也！

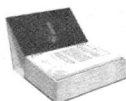

濡　牢

濡与牢对，浮之轻者为濡，平沙面雨霏千点，沉之重者为牢，锦匣里绵裹一针。

濡：濡脉按须轻，萍浮水面生。平人多损寿，莫作病患评。

（《脉经》曰："濡脉极软而浮，如帛在水中，轻手乃得，按之无有。"按濡主血虚之病，又主伤湿，平人不宜见此脉。濒湖曰："平人若见似无根。"）

牢：牢脉实而坚，常居沉伏边。疝犹可治，失血命难延。

（《脉经》曰："似沉似伏，实大弦长。"仲景曰："寒则牢坚，有牢固之象。"按牢长属肝，疝肝病，实病见实脉，可治。扁鹊曰："失血脉，脉宜沉细，反浮大而牢者，死。"虚病见实脉也。——《三指禅》）

1. 濡脉

浮而细小，柔软少力，轻触即得，重按不显，应指微弱，如帛在水面。

李中梓言："濡脉之无根，与散脉相类，但散脉从浮大而渐至于沉绝，濡脉从浮小，而渐至于不见。"

戴氏言："有余于上曰浮，既浮而细曰软，浮而软细曰濡，按之无有，举之则浮细而极轻软，必轻手可得，甚得脉经要旨。"

（1）特点：①浮而细小，柔软少力，位浮，极细，势软为其要。②浮细柔软，轻手即触，其形清晰可辨。中取极其无力，呈弱微象，重手按，气势大减，以至模糊不清。诊法以轻按浮取为宜，因搏击力弱，不任重按，按之则无，故也称"无根脉"。③节律规整，但不受速率所限，故可快可慢，因此，可兼他脉。

（2）机制：①精血损伤，阴虚不能维阳，虚阳不敛而趋外，脉来浮软。精血亏耗日久，脉道失其充养，故缩细似无。若致气虚阳衰，虚阳浮越，脉显浮软无根之象。②湿邪浸淫，损伤阳气，卫阳被困，脉气趋表而见浮，阻遏脉道，缚束聚敛而变细，气血通行量少而不得畅达，故见浮而柔细无力。

凡大病之后、久病、老年人、妇女产后，见濡，乃气血损伤，元气未复，或精血枯少，尚未至绝，脉证相合，易治。

若一般人、少年人、青壮年，暴病见濡，多因脾肾亏损，属无根之脉，预后不良。

在伤科中，劳伤气血，亏损之时亦可见此脉。

（3）合脉（兼脉）

浮濡——阴虚，或为虚损，或心虚多汗。

沉濡——便血，女子脱胎，或肺虚损，憎寒发热，脾虚少气。

弱脉——中湿，内热外冷，或为自汗，或小便艰难。

细濡——湿留，或为肾。

濡小——阴虚。

濡数——湿热。

濡缓——中气不足，脾虚气陷。

（4）分部所主

右寸脉濡——汗出，活动后更甚，发热憎寒，气乏体虚或夜间盗汗，或胸闷气短、咳逆，或痔漏下血。乃肺气虚所致，卫气不固，腠理开泄，或气血少造成。

左寸脉濡——心悸，胸满，气短，健忘，不寐，盗汗，易惊。乃心气不足，或心血亏虚引起心阴两虚，心神失常所致。

左关脉濡——筋脉痉挛，拘急疼痛，右胁胀满，头晕目眩，或体虚乏力，精神不振，心烦喜怒。乃气血不足，肝血虚亏，筋脉失养所致。

右关脉濡——食少脘胀，恶心欲吐，口黏不渴，肢体困倦，浮肿便溏，消化迟钝，虚肿身倦。乃湿困脾阳，而致脾虚不能运化水谷与水湿所致。

左关脉濡——男子伤精、早泄、阳痿，女子脱血、崩漏、带下、骨蒸烦热、腰膝酸软、四肢无力、小便频数、自汗多。乃精血亏损，湿郁不解所致。

右尺脉濡——下元虚冷，肠鸣腹泻，身寒肢冷，尿频艰涩，甚至小便不出。乃命门火衰，肾阳衰惫所致。

（5）相关诊籍

①《诊家正眼》

体象：濡脉细软，见于浮分；举之乃见，按之即空。

主病：濡主阴虚，髓绝精伤。左寸见濡，健忘惊悸。右寸见濡，腠虚自汗。左关逢之，血不营筋。右关逢之，脾虚湿侵。左尺得濡，精血枯损。右尺得之，火败命乖。

按：濡之为名，即软之义也。必在浮候见其细软；若中候沉候，不可得而见也。王叔和比之帛浮水面，李时珍比之水上浮沤，皆曲状其随手而没之象也。《脉经》言"轻手相得，按之无有"，伪诀反言"按之似有举还无"，悖戾以致此耶！且按之则似有，举之则全无，是弱脉而非濡脉矣。濡脉之浮软，与虚脉相类；但虚脉形大，而濡脉形小也。濡脉之细小，与弱脉相类；但弱在沉分，而濡在浮分也。濡脉之无根，与散脉相类；但散脉从浮大而渐至于沉绝，濡脉从浮小而渐至于不见也。从大而至无者，为全凶之象；从小而之无者，为吉凶相半也。

浮主气分，浮举之而可得，气犹未败。沉主血分，沉按之而全无，血已伤残。在久病老年之人见之，尚未至于命绝，为其脉与症合也。若平人及少壮及暴病见之，名为无根之脉，去死不远矣。

②《濒湖脉学》

体状诗：濡形浮细按须轻，水面浮绵力不禁，病后产中犹有药，平人若见是无根。

相类诗：浮而柔细知为濡，沉细而柔作弱持，微则浮微如欲绝，细来沉细近于微。

主病诗：濡为亡血阴虚病，髓海丹田暗已亏，汗雨夜来蒸入骨，血山崩倒湿侵脾。寸濡阳微自汗多，关中其奈气虚何。尺伤精血虚寒甚，温补真阴可起疴。

2. 牢脉

实大弦长，沉行或伏，强劲不移，重按有力，如弩弓之（粗）弦状。

（1）特点：①牢脉实大弦长，脉位偏沉，需用指重按在肌肉之下，筋骨之上，便可触知牢脉搏动的形态。②若浮，中取不可见，应沉候取之，便可清晰见到形体，重按力势不减，坚牢强劲。③牢其形大，脉势弦劲，体长，往来有力呈实之象，如张满弩弓弦，劲强不移，且部位沉深。

（2）机制：阴寒之邪，凝结于里，邪聚成实，阳气沉潜，坚固不出，气血郁遏，与邪相搏，相互交争，充斥脉道，故脉行沉位或伏位，实大弦长。

周学海言：牢脉有气分、血分之辨，在血分者，为癥瘕积聚，有形之痞块，饮食寒冷之停滞，与夫久受寒湿，侵入筋骨者也。在气分者，即肝肾冷气，为疝痛，少腹引腰也；其轻者，为胸腹气结，呼吸不畅也。

虚证见牢，脉证不相合，难治，为逆。牢见于久病，乃病气牢固，主胃气竭绝，险证。如失血日久或量多，则属阴虚一类的虚证，脉证不合，预后不良。

姜春华言：牢非沉弦二脉之混也。按之实强不移方为牢。按之义，牢乃血管增厚，弹性降低，但血容量充实，乃为牢，其位居于沉伏之间。

（3）合脉（兼脉）

沉牢——痼冷。

牢长——两胫重，少腹引腰痛。

牢数——为热邪阻滞，或为积热。

牢迟——痼冷，或为寒积。

牢实——症积郁结。

牢急——积聚在里者生。

牢坚——寒水停蓄。

（4）分部所主

右寸脉牢——气急上奔，胸背胁痛，右胁下有包块，如覆杯状，发热恶寒，胸满闷呕逆，咳吐脓血，急促而喘，久病可发肺痈。乃痰热壅盛，血瘀蕴毒所成。治宜清降肺气，涤痰泄热，化瘀解毒为主。

左寸脉牢——少腹痞块硬满，上下左右有根，内脓血，居肠胃之外，上迫胃脘，此属内痈。或身体股胫皆肿，环脐而痛。乃气溢于大肠而成。或病在心下，其块能上下移动，时唾血，或胃脘至脐周有包块，大如手臂，久不愈，心烦不寐等。乃由气血郁结所致。

左关脉牢——两胁作痛，或有痞块，痛引少腹，或见足肿发冷，疝气，瘕聚，小便淋漓，皮肤、爪甲枯萎和转筋等肝积。肝积，古称肥气。乃因肝气郁滞，瘀血凝结所致。

右关脉牢——痞癖也，痞，乃胸腹间气机阻塞不舒的症状；癖，乃指潜匿两胁间的积块，平时不见，痛时有物。痞癖：古病名，为五积之一，属脾之积，此处右关脉本症状。胃脘部有肿块突起，状如覆盘，肌肉消瘦，四肢无力等，日久不愈，可发黄疸。因脾虚气郁，痞塞不通，留滞积结而成。

左尺脉牢——气从少腹上冲胸脘，咽喉，发时痛苦剧烈，或有腹痛，或往来寒热，病延日久，可见咳逆、骨痿、少气，或腰背牵引作痛，少腹里急，咽喉肿烂，视力减退，骨中寒冷，饥饿易发，乃肾脏阴寒之气上逆或肝经气火冲逆所致。

右尺脉牢——小腹部热痛，溺窍流出白色黏液，似前列腺炎，或尿中浑浊，尿痛似膀胱炎。乃因风邪化热传于下焦，与湿相结而致。或症见腹皮隆起，推之可移，腹痛牵引腰背，乃因风寒与腹内气血相结而致。

（5）相关诊籍

①《诊家正眼》

体象：牢在沉分，大而弦实；浮中二候，了不可得。

主病：牢主坚积，病在乎内。左寸之牢，伏梁为病。右寸之牢，息贲可定。左关见牢，肝家血积。右关见牢，阴寒痃癖。左尺牢形，奔豚为患。右尺牢形，疝瘕痛甚。

按：牢有二义，坚牢固实之义，又深居在内之义。故树木以根深为牢，盖深入于下者也。监狱以禁因为牢，深藏于内者也。仲景曰"寒则牢固"，又有坚固之义也。沈氏曰："似沉似伏，牢之位也。实大弦长，牢之体也。牢脉所主之症，以其在沉分也，故悉属阴寒；以其形弦实也，故咸为坚积。若夫失血亡精之人，则内虚，而当得革脉，乃为正象；若反得牢脉，是脉与症相反，可以卜死期矣。"伪诀云："寻之则无，按之则有。"，但依稀仿佛，却不言实大弦长之形象，是沉脉而非牢脉矣。又曰："脉入皮肤辨息难。"更以牢为死亡之脉矣，其谬可胜言哉！叔和《脉经》云"牢脉似沉似伏，实大而长，微弦"，可谓明尽其状。至伏脉虽重按之亦不可见，必推筋至骨，乃见其形，而牢脉既实大弦长，才重按之，便满指有力矣，又何以谓之似伏乎？脉之义幽而难明，非字字推敲，辗转审辨，能无遗后学之疑惑哉！

②《濒湖脉学》

体状相类诗：弦长实大脉牢坚，牢位常居沉伏间。革脉芤弦自浮起，革虚牢实要详看。

主病诗：寒则牢坚里有余，腹心寒痛木乘脾，疝癞癥瘕何愁也，失血阴虚却忌之。

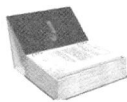

洪　伏

洪与伏对，浮之最着者为洪，水面上波翻浪涌；沉之至隐者为伏，石脚下迹遁踪潜。

洪：洪脉胀兼呕，阴虚火上浮。应时惟夏月，来盛去悠悠。

（经曰："诸腹胀大，皆属于热。"呕，初起为寒，郁则为热。经曰："诸逆上冲，皆属于火。"阴虚阳盛，脉多洪。惟夏日应时。濒湖曰："拍拍而浮是洪脉。"《素问》曰："来盛去衰。"）

伏：伏脉症宜分，伤寒酿汗深。浮沉俱不得，着骨始能寻。

（伤寒一手伏，曰单伏；两手伏，曰双伏。乃火邪内郁，不得发越，阳极似阴，故脉伏，必大汗而解。又有夹阴伤寒，先有伏阴在内，外复感寒，阴盛阳衰，四肢厥逆，六脉沉伏，须投姜、附，灸关元，脉乃出。按二症极宜分。——《三指禅》）

1. 洪脉（钩）

浮大稍数，滑利带长，来盛去衰，举按来势充盈有力，去势衰减。

《医家正眼》：洪脉极力，状如洪水，来盛去衰，滔滔满指。

按洪脉体状宽阔盛大，似洪水之波浪，来势汹涌盛满，去势其力逐渐衰减，势缓力弱，满布指下。

（1）特点：①洪脉上搏时，浮大满指，来盛充实，状如洪水之波，下降时，似回落之波，力势衰减，波幅平坦而长，且兼滑数之象。②轻触中候，充盈有力，具有浮大实的特点，脉之形体清晰可辨，沉按衰减而无力（或无神），趋于大而平缓之象。③平人两手寸、关、尺各部之脉见洪大，其位浮势盛，过于平脉。但无病理之状，均属生理脉。

洪有力，此为太过，洪大无力，此系不及，多由心气虚乏，或为伤阴致虚造成，多见久病体虚，失血脱液，泻痢日久，烦躁不安等。

若浮取则洪，重按全无，或阔大无根，无神者，乃阴气脱绝，孤阳泛上，气不归元之故。可致亡阴证，或真元脱绝之候。出现高热大汗，烦躁口渴，咳唾吐泻，失血虚劳等症。

凡失血下痢，久嗽久病之人，俱忌洪脉。胀满反胃，脉洪形瘦，多气者死。释：多气是否有力太过之义？

疮疡已溃见洪，为邪盛气滞难化，预后较差。

久病体虚，大失血，新产后见之，多为败症。

若浮、中、沉三候，皆有力为实证。

（2）机制：①邪热亢极，阳盛有余，气血沸腾，充斥于脉，脉道弛张，其形阔大，来势峻猛，而见洪脉。②热邪伤津，阴亏于内，阳无所依，偏亢外越，脉气充盛，津血不足，虽应洪形，必见无力无神之象，或兼躁、疾脉。若阴竭亡阳，真气将脱，虚阳外越，脉必洪大无根而致散。

热病伤阴，阴虚于内，阳盛于外，则脉也见洪，但按之无力。

若洪大太过，沉按反而无力，为阳气满溢，阴气将绝之候，应注意即将阴阳离决。

（3）合脉（兼脉）

浮洪——阳邪，或为表热，无力虚火。

沉洪——里热，为胀满，为烦渴，为狂躁，为斑疹，为头痛面热，为咽干喉痛，为口疮痈肿，为便结，为动血，有力为实火。

洪长——壮热。

洪大——热盛，为胸胁满，为疮疽病进，无力阴虚，假热，阳虚暴疾，洪大之极为阴阳离绝。

滑洪——热痰，兼大数为热伤气分。

洪数——实热（实火）。

洪紧——痈疽，或为喘急，或为胸胀，或为便难下血。

沉兼弦涩——主痰红火炽之证。

洪而虚软——热盛阴虚，热盛阴伤。

洪大滑数——热深陷气分。

浮洪长大——风眩癫疾。

（4）分部所主

右寸脉洪——胸满口苦，咽干喉痛，咳嗽气喘，痰多吐血，气短，胸胀痛。乃肺热炽盛，或火邪刑金所致。

左寸脉洪——心烦不寐，目赤头痛，口舌生疮，头痛，口苦。乃心火上炎所致。

右关脉洪——口干口渴，消谷善饥，嘈杂反酸，恶心呕吐，牙龈肿痛，胃热，食少，或见腹胀泄泻，下痢便血等。乃胃火炽盛，反胃脾虚所致。

左关脉洪——目赤肿痛，头胀耳鸣，口苦咽干，烦躁，胁胀，作痛，眩晕，失眠，四肢浮热。乃肝火过旺所致。

右尺脉洪——少腹胀痛，腰背酸痛，连及下肢，阳强易举，或早泄遗精，五心烦热，盗汗自汗，大便艰难或下血，小便赤涩，淋浊，尿血。乃君相火旺，心肾不交，火旺水枯所致。

左尺脉洪——大便艰难，或秘结不通，或泻痢下血，伴里急后重感，小便赤涩，淋痛或尿血腰痛，下肢肿痛。乃因邪热蕴结下焦，肠道，或损伤膀胱及尿道脉络所致。

（5）相关诊籍

①《诊家正眼》

体象：洪脉极大，状如洪水；来盛去衰，滔滔满指。

主病：洪为盛满，气壅火亢。左寸洪大，心烦舌破。右寸洪大，胸满气逆。左关见洪，肝木太过。右关见洪，脾土胀热。左尺洪大，水枯便难。右尺洪大，龙火燔灼。

按：洪脉，即大脉也。如尧时洪水之洪，喻其盛满之象。在卦为离，在时为夏，在人为心。时当朱夏，天地之气，酣满畅遂；脉者，气之先声，故应之以洪。洪者，大也，以水喻也。又曰钩者，以木喻也。夏木繁滋，枝叶敷布，重而下垂，故如钩也。钩即是洪，名异实同。《素问》以洪脉为来盛去衰，颇有微旨。

大抵洪脉，只是根脚阔大，却非坚硬；若使大而坚硬，则为实脉而非洪脉矣。《内经》谓大则病进，亦以其气方张也。黄帝问曰："夏脉如钩，何如而钩？"岐伯曰："夏脉心也，南方火也，万物所以盛长也。其气来盛去衰，故曰钩。反此者病。"黄帝曰："何如而反？"岐伯曰："其气来盛去亦盛，此谓太过，病在外。其气来不盛去反盛，此谓不及，病在中。太过则令人身热而肤痛，为浸淫。不及则令人烦心，上见咳唾，下为气泄。"王叔和云："夏脉洪大而散，名曰平脉。反得沉濡而滑者，是肾之乘心，水之克火，为贼邪，死不治。反得大而缓者，是脾之乘心，子之扶母，为实邪，虽病自愈。反得弦细而长者，是肝之乘心，母之归子，为虚邪，虽病易治。反得浮涩而短者，是肺之乘心，金之凌火，为微邪，虽病即瘥。凡失血、下利、久嗽，久病之人，俱忌洪脉。"《脉经》曰："形瘦脉大而多气者死。"可见形症不与脉相合者，均非吉兆。

②《濒湖脉学》

体状诗：脉来洪盛去还衰，满指滔滔应夏时，若在春秋冬月分，升阳散火莫狐疑。

相类诗：洪脉来时拍拍然，去衰来盛似波澜，欲知实脉参差处，举按弦长愊愊坚。

主病诗：脉洪阳盛血应虚，相火炎炎热病居，胀满胃翻须早治，阴虚泄痢可愁如。寸洪心火上焦炎，肺脉洪时金不堪。肝火胃虚关内察，肾虚阴火尺中看。

2. 伏脉

脉来细小如丝，绷急挺劲，隐伏深部，重按至骨，推筋而寻，搏动始见，往来有力，常兼数象，张景岳言脉形极细，隐然有力，不易见之，须在深沉至骨之位，方可见到。或因邪气盛，暂时隐蔽不显所致。合则指诊伏脉时，需用极重指按之，方可触到极细的脉形，其搏动时，恰似牵引很细的钢丝一般，绷急挺劲有力。

诸家言，伏脉部位隐伏深沉，浮候中候"无有""不见"，沉脉亦难清楚见到脉形，故曰"按之不足"，只有用指，直接重力按至骨上，推动筋肉，仔细寻查，才能触到脉动。

诊法上，应以部位深沉，其形细小，力势挺劲，或绷急有力等方面结合诊取，诸家认为只有采取极重指力按而候之。

（1）特点：①伏脉与沉脉相类，其部位更深于沉脉，有伏匿之象，隐伏于筋下骨上。其形细小，如硬丝线，恰如牵拉很细的钢丝一般有劲。②诊法特异，浮候、中候、沉取均不可得，须用指直接重力按至骨骼上然后推动筋肉，仔细观察，方可见到有力的脉动。③伏脉力势一般绷急，挺劲，有力。但因其见证不同，可强可弱，若阳郁则势强劲急，若阳衰则势小力弱，因其体隐匿，故脉形细体小。④伏脉节律，应属规整，病因不同，其速率可出现数象或迟象，故其主证有火郁与阴寒之别。⑤伏脉可见于一手脉伏，或两手脉伏。可见于一部脉伏，或六部俱伏。但他处必有脉动，非生身之脉动处，皆无搏动（一般太溪或趺阳处脉未必见状）。脉体较细，脉及三部，脉形不拘。

（2）机制：①邪气闭塞，阳气不能布宣，气血涩滞不畅，经络受阻壅遏，营卫不能通达，气机郁伏而行，故脉道潜伏不显，重按有力之象。邪气闭塞，正气不能宣通，脉道潜伏不显。②病久体弱，气血方虚，阳气衰微欲脱，脉气无力鼓搏以升，致脉行沉伏于筋骨，按之无力之状。久病绵延，气血方虚，阳气欲绝，不能鼓搏于外，而致脉搏沉伏着骨。

（3）合脉（兼脉）

微伏——久病危候。

涩伏——吐逆神思多。

沉伏——闭郁，或怒闷已极。

数伏——热厥，亢极水化，火邪内郁。

迟伏——寒厥，阴极气绝，或阴盛于里。

躁急而伏——实热。

三部脉，微而伏——长病得之死。

（4）分部所主

左寸脉伏——心悸气短，或胸闷憋气，惊恐多梦，神疲肢冷，或时时出汗，头晕。乃寒气闭塞于心脉，或血瘀阻滞于心脉造成。

右寸脉伏——咳嗽气喘，恶寒身冷，胸闷胸痛，痰吐色白。乃寒邪伤肺，卫阳不能宣达，寒闭于肺，痰饮凝聚所致。

左关脉伏——两胁胀满，胁下冷痛，郁怒不安，痞块积聚，冷气上冲。乃寒滞肝脉，或饮邪停于两胁，气阻血瘀水停而成癥瘕积聚。

右关脉伏——胃脘冷痛，嗳气酸腐，胀满纳差，腹内积聚串走，乃寒邪犯胃，胃气不和，或饮食伤胃，食滞中焦，气机不利而致。

左尺脉伏——疝瘕作痛，腰膝冷痛，少腹胀满，尿清而频，或伴腰脊酸痛，遗精滑泄。乃由感受寒邪，腰部经脉受损或肾虚下元虚惫，精关失约所致。

对于肾寒与肾虚，一定要从脉证辨别清楚施治才能准确。

右尺脉伏——脐下冷痛，或少腹痉挛剧痛，大便水谷不化，久泄不止，腰痛畏凉，或酸软无力，下焦虚寒，乃因寒邪内闭下焦，气机失于运达，或命门火衰，脾肾阳气衰微所致。

伏脉有力者多为实邪内伏，见于气闭、热闭、寒闭、痛闭或痰食阻滞、气血不通、剧烈疼痛之证，若伏而隐然有力，暴病见之，多为阳气抑遏不伸。

伏细无力，多为久病正虚，阳衰欲绝，或见心阳不足，气阴两伤，症见四肢厥冷，恶寒蜷卧，神疲欲寐，呕吐腹痛，下利清谷，以及大汗淋漓等。

（5）相关诊籍

①《诊家正眼》

体象：伏为隐伏，更下于沉；推筋着骨，始得其形。

主病：伏脉为阴，受病入深。伏犯左寸，血郁之症。伏居右寸，气郁之痾。左关值伏，肝血在腹。右关值伏，寒凝水谷。左尺伏见，疝瘕可验。右尺伏藏，少火消亡。

按：伏之为义，隐伏而不见之谓也。浮中二候，绝无影响，虽至沉候，亦不可见，必推筋至骨，方始得见耳。故其主病，多在沉阴之分，隐深之处，非轻浅之剂所能破其藩垣也。在《伤寒论》中，以一手脉伏为单伏，两手脉伏曰双伏，不可以阳证见阴脉为例也。火邪内郁，不得发越，乃阳极似阴，故脉伏者必有大汗而解，正如久旱将雨，必先六合阴晦，一回雨后，庶物咸苏也。又有阴证伤寒，先有伏阴在内，而外复感寒邪，阴气壮盛，阳气衰微，四肢厥逆，六脉沉伏，须投姜附及灸关元，阳乃复回，脉乃复出也。若太溪、冲阳皆无脉者，则必死无疑。刘玄宾云："伏脉不可发汗，为其非表脉也，亦为其将自有汗也。"乃伪诀云："徐徐发汗。"而洁古欲以附子细辛麻黄汤发之，皆非伏脉所宜也。伪诀论形象则妄曰"寻之似有，定息全无"，是于中候见形矣，在伏之名义何居乎！

②《濒湖脉学》

体状诗：伏脉推筋着骨寻，指间才动隐然深，伤寒欲汗阳将解，厥逆脐痛证属阴。

相类诗：见沉脉。

主病诗：伏为霍乱吐频频，腹痛多缘宿食停，蓄饮老痰成积聚，散寒温里莫因循。食郁胸中双寸伏，欲吐不吐常兀兀，当关腹痛困沉沉，关后疝痛还破腹。

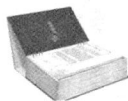

结　促

结与促对，迟而一止为结，数而一止为促。迟为寒结，则寒之极矣；数为热促，则热之至矣。

> 结：结脉迟中止，阳微一片寒。诸般阴积症，温补或平安。

（越人曰："结甚则积甚，结微则积微。浮结内有积病，沉结内有积聚。"）

> 促：促脉形同数，须从一止看。阴衰阳独甚，泄热只宜寒。

（濒湖曰："三焦郁火炎炎盛，进必无生退有生。"按促只宜泄热除蒸，误用温补，立见危殆。——《三指禅》）

1. 结脉

脉来迟，或缓中时见一止，举按皆然，止后复来，止无常数，如徐行而怠，偶踬一步之状。

结脉系由心动节律不齐而致脉搏发生不规则歇止，脉搏周期在时间上不相等。脉律不整，即在一次完整的脉动后，脉动停跳，或提前出现一次或二次以上小的跳动，而后出现一个完全或不完全性代偿间歇期，脉率见迟或缓，伴有歇止，为结脉。

《脉诀刊误》："脉来缓，时一止复来，无常数。""盖止而复来，数至，间或三两至，或又一止，无常数，若有常数，如五动一止，又五动一止，依数而至，则为死脉。"

（1）特点：①速率迟缓，势有阻抑，脉搏动中时有歇止之象，至数无规则，或三五至，或八九至，或数十至，出现一止，歇止常见两种形式：其一，歇止时间较长，然后频速而连续出现1～2次，或3～5次不等弱小搏动（逸搏），次数多少不匀，极不规则，故谓之"反动"。尔后复动如前。其二，歇止时间短暂，紧按频率速而连续出现1～2次，或3～5次不等弱小搏动（期前收缩）。次数多少不匀，极不规则，故谓"更来小数能还"。尔后复动如前。脉率一般低于90次/分，平均为70～80次/分。若歇止时间频繁，每分钟发生次数超过8次以上者，称为多发性结脉。②浮、中、沉三部皆可触及，不受部位约束，其脉的力势因见证不同，而出现有力或无力，速率不及平脉，故属阴脉类。③脉波的波幅，可出现高低不一，脉图中可见大中小不同的变化形态，且无规律性，脉率较慢，多出现在45～50次/分，节律不齐，脉形不一，多兼带弦、涩、滑等形态，有插入性小波。

又有《伤寒论》所说的"阳结""阴结"也非结脉，阳结，指脉浮而数能食，不大便之证；阴结，指脉沉而迟不能食，身体重，大便后硬之证。

更有如麻子动摇，旋引旋收，聚散不常之脉。

乃指脉体细小纷乱，其势急促，三五不调，止数频繁的麻促脉。因其为卫枯营竭，阴阳离绝之象，故主"死"。以上三者虽谓结，然终非结。

又言停歇有两种状态，一是在一次常态搏动之后，紧接有一次小的搏动，其后有一段时限延长的歇止，尔后复动。二是一次常态搏动之后，有一段时限显著延长的停歇，尔后复动，停歇的时限多为病者受时两次脉搏周期的时间，偶有停歇时限更长者。

另一类结脉既是在正常脉率中，出现脉搏间期延长的脉象，切脉形似结脉，其指诊特点乃在正常的脉率中，脉跳有一止复来的感觉，且可连续出现1～3次不等，但其后无完全性偿期，也无小的搏动出现。类结脉见于健康人和儿童，多无临床意义，若见于心脏病患者，也应引起注意。

（2）机制：①阴寒偏盛，气血凝滞，运行阻碍，脉来沉迟，阳不和阴，气行不续，脉来偶停，故见结象。②久病体弱，元气衰微，气弱血少，脉道滞涩不畅。脉来迟缓，心阳不振，鼓搏无力，气难接续，偶有歇止，故见结而无力之象。结者，乃因气虚血涩，邪气间隔于经络之间耳，虚衰则气力短浅，间隔则脉阻碍，故不得快于流行而止歇也。③邪郁气结，积滞不散，阻遏脉道，脉气运行不利，来迟偶然一止，故见结而有力之象。《脉学阐微》："结脉为痰气阻滞，气郁血凝，酿成积聚，阻碍气机之畅通，血液之循环而见结脉。"

外科损伤疼痛剧烈之症，可以出现脉气一时性不能接续之结象。疮疡未溃，或已溃之时见之，预后较差，但痛极见结，不一定乃危候之象。

（3）合脉（兼脉）

浮结——寒邪滞留，或痛疝瘀积，或内伤久病。

沉结——内有积气，或为积聚。

涩结——癥积瘀内。

缓结——阳虚。

微结——气微，或真气衰弱，或积聚。

结甚——积甚，或积聚肿痛。

滑结——痰饮内积。

数结——热盛肿痛，或为阴虚。

结代——伤寒心悸虚证。

浮而结者——乃外邪阻滞经络肌表，故主寒邪滞经，风邪袭表，四肢浮肿，或邪气阻塞，气机不利，血行不畅之痛证、积证。

沉而结者——沉脉主里，为痰饮、积气、瘀血在内，阻滞气流运行，而痛积内相迫，甚则血脉外溢，大便下红。

脉缓而结——为阳气虚，阳虚不能温血，气虚不能运血，故血滞而为结。

数为结，乃阴虚生内热，血行生数，为元阴已衰，脉气不续而结。

（4）分部所主

左寸脉结——胸中窒闷，心悸突发气喘，心前区刺痛，咽干津少，惊恐烦躁。乃因脉痹日久不愈，感受外寒，或心阳久衰，气血虚亏，邪犯于心，心气痹阻，脉道不畅，气难接续。

右寸脉结——恶寒发热，不渴，无汗，浮肿，满痞身痛，干呕，咳喘，痰多稀白，胸满气短，胸痛心悸，舌淡。乃因肺气不足，内停水饮，复受风寒，寒凝阻滞所致。

右关脉结——脘腹胀满，水饮在肠，辘辘有声，呕吐痰涎，口渴不欲饮、水入即吐，纳差嗳腐，吞酸、便闭，背冷如掌大，头晕目眩，苔白滑，痰积食停。乃因外感寒湿，或饮食所伤，中阳被遏，脾失健运，食停中焦，或饮停脾胃所致。

左关脉结——癥瘕、积聚、痞块、肿物等，结聚两胁肋部，乃因肝气郁结日久，气血郁滞，经络不畅，脉气运行受到障碍所致。

左尺脉结——腰、股、胫、膝、踝疼痛沉重，畏寒喜温。或见下肢痿痹，膝、踝、足等关节软弱不用，如感觉脱失，麻木不知，肌肉瘦削，腰背酸软无力，有疼痛、便溏。乃因肝肾阴亏，久病体弱，气血不能濡养经脉，脉行怠缓无力，气不接续，偶见歇止之象。

右尺脉结——面色苍白，冷疝腹痛，喜温恶寒，寒痹下肢关节疼痛，阴疽痈毒作痛，经行少腹痛。月事不调，或行经后期，经行腹痛。乃阴寒邪盛，滞留经脉，寒凝血脉，脉道受阻，气行失续，必见结而有力之象。

（5）相关诊籍

①《诊家正眼》

体象：结为凝结，缓时一止；徐行而怠，颇得其旨。

主病：结属阴寒，亦因凝积。左寸心寒，疼痛可决。右寸肺虚，气寒凝结。左关结见，疝瘕必现。右关结形，痰滞食停。左尺结见，痿躄之疴。右尺见结，阴寒为楚。

按：结之为义，结而不散，迟滞中时见一止也。古人譬之徐行而怠，偶羁一步，可为结脉传神。大凡热则流行，寒则停滞，理势然也。夫阴寒之中，且挟凝结，喻如隆冬天气严肃，流水冰坚也。少火衰弱，中气虚寒，失其干健之运，则气血痰食，互相纠缠，营运之机缄不利，故脉应之而成结也。越人云："结甚则积甚，结微则气微。浮结者外有痛积，伏结者内有积聚。"故知结而有力者，方为积聚；结而无力者，是真气衰弱，违其运化之常，唯一味温补为正治也。仲景云："累累如循长竿，曰阴结。蔼蔼如车盖，曰阳结。"王叔和云："如麻子动摇，旋引旋收，聚散不常，曰结，主死。"夫是三者，虽同名为结，而义实有别。浮分得之为阳结；沉分得之为阴结；止数频多，参伍不调，为不治之症。由斯测之，则结之主证，未可以一端尽也。伪诀云："或来或去，聚而却还。"律以缓时一止之义，几同寐语矣。

②《濒湖脉学》

体状诗：结脉缓而时一止，独阴偏胜欲亡阳，浮为气滞沉为积，汗下分明在主张。

相类诗：见代脉。

主病诗：结脉皆因气血凝，老痰结滞苦沉吟，内生积聚外痈肿，疝瘕为殃病属阴。

2. 促脉

促脉乃指脉来急促，或数见一止，止无定数，止后复来，举按皆然，如疾趋一蹶，即脉率在90~160次/分，同时出现间歇的脉象。也可以说，促脉乃数或疾脉与结脉兼合在一起的一种复合脉。

戴氏言促脉恰如急急行走之人，偶然跌倒一次，出现快而突停之状，脉的搏动呈快慢不匀之象。

促脉急数往来当中，有时歇止停顿，"止无定数""无定规"即无一定规律，搏动歇止无一定常数，止后复动如前，无论轻取、重按皆可。

（1）特点：脉来去急数，或中间有不规则的歇止，颇似数脉中而有停顿之状，歇止时间较短。脉率一般在92~160次/分或90~150次/分，节律不齐，如蹶之趋，快慢不匀，促脉歇止的次数愈多，则病情愈重，反之歇止的次数愈少，则病情愈轻，歇止次数由少增多则病进，由多减少则病退。

（2）脉理：①阳盛火炽，热迫血行急速，脉见数疾；热邪损耗阴液亏损，暂不接续，致急行之中而有歇止，此乃阳热亢极而见促。②邪气内郁日久化热，邪气阻遏脉道，脉气知己时有不能续接，故脉见促象。林沛湘："阳盛火亢，热迫血行，脉必见数，内挟邪实阻滞，故偶见间歇，脉象急促有力。"③元阳大衰，阴津涸竭，阳衰则气不续，或虚阳上浮，阴涸液不充，阴不和阳离绝，血气不能顺接，故脉气不续见促而无力之象。

（3）机制：①阳热亢盛，多见热邪之极的高热不退，或湿热疫毒入营血，出现发斑狂躁阶段，或疮疡痈毒壅遏，出现红肿热痛，疽毒内陷，全身感染之时，口苦咽干，烦躁汗出，便秘尿赤，舌红苔黄。②实邪郁滞，多见气、血、痰、食、湿郁积，而致气滞、瘀血、痰饮、宿食、湿郁等，五郁或可单见，或交互一起，其脉多促而有力。

（4）合脉（兼脉）

浮促——阳热火盛，或阳明热盛。

促兼小或促细无力——为阳虚或心阳虚脱。

促而沉涩——为气血瘀滞。

促而洪实有力——邪热亢盛，或邪滞经络。

促而滑数——痰热壅滞，或疮疡，或肠痈、肺痈。

（5）分部所主

左寸脉促——口舌生疮，心烦，失眠，乃因心脏本经的虚火上升所致，脉多无力。面赤、心中烦热、睡眠不宁、尿赤，或谵语如狂，或吐血、衄血。乃因心火亢盛所致，脉多有力。

右寸脉促——气逆喘促，咳嗽痰涌，喉中有痰鸣声，气逆鼻鸣。乃由痰热壅肺所致。

左关脉促——胁肋疼痛如刺，按之痛剧，痛处固定，入夜痛甚，或见痞块，大便下血或秘结。乃因肝气郁滞，久病入络，血行瘀阻，或跌仆闪挫所致。

右关脉促——脘腹胀饱，嗳气酸腐，纳呆不食，大便不调，甚至黄疸，痞块，臌胀，呕恶食积。乃因食滞不消，气机不利，损伤脾胃所致。

左尺脉促——腰膝痿弱，梦遗精滑不止，骨肉酸痛，发热夜甚，尿涩淋浊，大便下血，睡眠盗汗，面赤颧红，头眩。乃因肾精阴亏，相火妄动所致。

右尺脉促——大汗淋漓，汗出如珠而微黏，畏寒，手足冷，呼吸微弱，面色苍白，口不渴，或渴喜热饮，唇舌淡润，甚则口唇青紫，类似休克。乃热邪耗伤阳气，以致阳气突然衰竭所致。

（6）相关诊籍

①《诊家正眼》

体象：促为急促，数时一止；如趋而蹶，进则必死。

主病：促因火亢，亦因物停。左寸见促，心火炎炎。右寸见促，肺鸣咯咯。促见左关，血滞为殃。促居右关，脾宫食滞。左尺逢之，遗滑堪忧。右尺逢之，灼热为定。

按：促之为义，于急促之中时见一歇止，为阳盛之象也。黎氏曰"如蹶之趣，徐疾不常"，深得其义。王叔和云"促脉来去数，时一止，复来"，亦颇明快。夫人身之气血，贯注于经脉之间者，刻刻流行，绵绵不息，凡一昼夜当五十营，不应数者，名曰狂生。其应于脉之至数者，如鼓应桴，罔或有忒也。脏气乖违，则稽留凝泣，阻其营运之机，因而歇止者，其症为轻。若真元衰惫，则阳弛阴涸，失其揆度之常，因而歇止者，其症为重。然促脉之故，得于脏气乖违者，十之六七；得于真元衰惫者，十之二三。或因气滞，或因血凝，或因痰停，或因食壅，或外因六气，或内因七情，皆能阻遏其营运之机，故虽当往来急数之时，忽见一止耳。如止数渐稀，则为病瘥；止数渐增，则为病剧。伪诀但言"并居寸口"，已非促脉之义；且不言时止，尤为臆臆矣。

燕都王湛六，以脾泄求治，神疲色瘁。诊得促脉，或十四五至得一止，或十七八至得一止，余谓其原医者曰："法在不治。"而医者争之曰："此非代脉，不过促耳，何先生之轻命耶？"余曰："是真元败坏，阴阳交穷，而促脉呈形，与稽留凝泣而见促者，不相侔也。"医者唯唯。居一月，果殁。

②《濒湖脉学》

体状诗：促脉数而时一止，此为阳极欲亡阴，三焦郁火炎炎盛，进必无生退可生。

相类诗：见代脉。

主病诗：促脉惟将火病医，其因有五细推之，时时喘咳皆痰积，或发狂斑与毒疽。

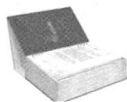

动 代

动与代对，动则独胜为阳，代则中止为阴。动代变迁，阴阳迭见。

动：动脉阴阳搏，专司痛与惊。当关一豆转，尺寸不分明。

（《脉经》曰："动乃数脉见于关，上下、无头无尾，如豆大，厥厥动摇。"仲景曰："阴阳相搏名曰动。阳动则汗出，阴动则发热。"濒湖曰："动脉专司痛与惊，汗因阳动热因阴。"）

代：代脉动中看，迟迟止复还。平人多不利，唯有养胎间。

（结促止无常数，或二动一止，或三五动一止即来。代脉之止有常数，必根据数而止，还入尺中，良久方来。滑伯仁曰："若无病羸瘦，脉代者危。"有病而气不能续者，代为病脉。伤寒心悸脉代者，复脉汤主之。妊娠脉代者，其胎百日。代之生死，不可不辨。——《三指禅》）

1. 动脉

脉来滑数而短，跳动隆起，如豆摇动，举按有力，关部显然，或寸或尺，三部皆见。

据叶氏言动脉可以寸、关、尺三部俱有，亦可见于一部，但据临床所见，动脉只见一部者多，三部同见者为少。

据各家所述，动脉有滑数之象，且兼硬（紧）兼短形，搏动应指有力，无头无尾，如豆粒状，隆然高起，摇动不止。

动脉厥厥动摇，乃指脉搏两头俯下，中间突出，似以轴为中心，上下摇动不休，指下滑数如珠，只见于关上。亦即脉搏两头俯下（寸尺），即谓沉候得之，中间（关部）突起，则是沉候得之，乃因桡动脉搏动位置变异造成。

观诸家所言及临床所见，动脉滑数而短，跳突如豆，浮、中、沉三部诊候皆可见，但一部较为突出明显。或关或寸或尺，然寸、关、尺三部并见则不多，且三部搏动位置不一致。如关脉可在浮、中部搏动极为突出而有力；而寸、尺脉则可见在沉部搏动，其形态、气势也不如关部明显。动脉应从位、数、形、势四者结合诊取。

（1）特点：动脉形圆、体短、势滑、率数，应指明显而有力，其形如豆，厥厥动摇，跳动不休，动而不移。因阳升阴降相互抵逆，两者相互搏击，不得上下，鼓搏隆起产生的。综仲景意，似言动脉跳动极其高出之义。

（2）机制：①阴阳失调，两气相搏而致，阳盛阴虚，引起搏击坚紧；阴盛阳虚，阳气搏击坚紧，呈现动脉搏动而有力之形，若搏击在某一部，便可在某一部明显见到脉动。成无己：阴阳相搏，则虚者动，故阳虚则阳动，阴虚则阴动，以关前为阳主汗出，关后为阴主发热。②久病体虚，阴阳乘违，正邪交争，升降失和，气血冲动，脉道随其冲动，而见跳突摇动无力之状。③程效倩注：动者，数而兼紧，系于指下之谓，浮沉二部均至，此为动之正体，属五阳脉列，其为邪气实，可见别以为汗下法也。至于不发热汗出而反形冷恶寒者，必止于关为三焦伤之为动。④综诸家之解：动脉乃由阴阳之气相搏，脉来躁动，动于尺寸阴阳，以其脉的形态与机制分析，概言动脉为阳较为妥当，动脉主病，临证有虚实之分。

实证常见郁热、气郁、痹证、诸痛及惊恐，乃由邪所致阴阳相搏，气血不和，脉动见而有力，兼有滑数之象。

虚证常见痢疾、虚劳、亡精、失血、崩漏，乃由病久体虚，阴阳不调，气血乖戾，脉动而见无，据阴阳虚损程度不同，或见于关上如豆，厥厥动摇，或阳气虚衰，阴寒内迫，脉来如麻促而律不齐，则为危症。

如疮疡痛疽，将欲作脓之候，其病灶亦多跳动，乃即气血凝结（充血）之显而易见者，又受惊而见动脉，时间极短，决非常时期动荡也。

杨天权等：司疼痛和惊，它可在惊恐及疼痛时出现，也可见于β受体功能亢进症。

王冰认为，女子妊娠时，手少阴脉，谓掌后陷者中，当小指动而应手者也。

（3）合脉（兼脉）

浮动——表邪，或为盗汗。

沉动——内热。

滑动——湿痰。

数动——发热。

虚动——失精。

实动——痹阻，或为剧痛。

弱动——惊悸。

涩动——郁结，肝郁气滞。

弦大而动——多为惊恐。

滑数浮大兼动——邪正交争，实热壅盛。

（4）分部所主

左寸脉动——心悸、惊恐、心中烦乱、怵惕不安等。乃因惊恐致胆气伤，心神受累，血气失和而冲动，故惊恐呈现左寸脉动。

右寸脉动——发热、自汗出，气急、喘促、崩汗惊狂。乃由肺气大衰，卫阳不固所致，所谓阳虚则阳动，寸为阳，营弱卫虚，腠理不固，故汗出。

左关脉动——症见筋脉拘挛，胆怯恐惧，四肢拘急多疼痛。乃由惊恐而致伤胆气，累及于肝，经脉拘急所致。

右关脉动——胃脘疼痛，阵发性加重，呃逆、呕吐、痛泻，心脾疼痛。乃因正邪相搏，经脉不通，气血阻滞，胃及肠道痉挛所致。

左尺脉动——女子崩漏，失血过多，男子失精，腰痛如折，以及泄泻、惊恐、拘挛。乃因肾阴损伤，阴阳失和所致。

右尺脉动——相火偏亢命宫，症见潮热、汗出、夜热口干、五心烦热、早泄遗精、二便不利，亡精失血。乃因肾阴亏损太过，肾阳虚性亢进，命门火旺，竭时而衰减造成的，龙火奋进。

（5）相关诊籍

①《诊家正眼》

体象：动无头尾，其动如豆；厥厥动摇，必兼滑数。

主病：动脉主痛，亦主于惊。左寸得动，惊悸可断。右寸得动，自汗无疑。左关若动，惊及拘挛。右关若动，心脾疼痛。左尺见之，亡精为病。右尺见之，龙火奋迅。

按：动之为义，以厥厥动摇，急数有力得名也。两头俯下，中间突起，极与短脉相类；但短脉为阴，不数不硬不滑也。关前为阳，关后为阴。故仲景云"阳动则汗出"，分明指左寸属心，汗为心之液，右寸属肺，主皮毛而司腠理，故汗出也。又曰"阴动则发热"，分明指左尺见动，为肾水之不足，右尺见动，谓相火虚炎，故发热也。因是而知旧说言动脉只见于关上者，非也。且《素问》曰："妇人手少阴心脉动甚者，为妊子也。"然则手少阴明隶于左寸矣，而谓独见于关可乎！成无己曰："阴阳相搏，则虚者动，故阳虚则阳动，阴虚则阴动。"以关前为阳，主汗出，关后为阴，主发热，岂不精妥！而庞安常强为之说云"关前三分为阳，关后三分为阴，正当关位，半阴半阳，故动随虚见"，是亦泥动脉只见于关之说也。高阳生伪诀云"寻之似有，举之还无"，是弱脉而非动脉矣。又曰"不离其处，不往不来，三关沉沉"，含糊谬妄，无一字与动脉合义矣。

詹氏曰"如钩如毛"，则混于浮大之脉，尤堪捧腹。

②《濒湖脉学》

体状诗：动脉摇摇数在关，无头无尾豆形团，其原本是阴阳搏，虚者摇兮胜者安。

主病诗：动脉专司痛与惊，汗因阳动热因阴，或为泄痢拘挛病，男子亡精女子崩。

2. 代脉

脉来迟或数，动而中止，不能自还，良久复动，复动依前，止有定数。

代脉乃心律不齐的外在表现，其脉搏节律可呈比例的歇止或弱小搏动，如心脏二、三、五联律，脉搏可在一、二、四跳动后出现一次歇止，或一、二、四强力搏动后，出现一次弱小搏动。

经文言脾脏在四时的气候中，脉出现变更替代之象，因脾不主时，分旺于四季，季与季的交替时期，由脾主司，脾脉和稍弱，也随季节而更代成其他脉形，如夏季和兼代购形，和之象，即谓代。

在病理情况下，诸家言代主五脏之气衰微者为多，周学海则认为脾气衰竭所见，脾为后天之本，五脏之大源，凡心肺肝肾一脏气衰，必以脾运化谷气代之补偿后而复动，故脾脉代，动而中止，已无弱之象，脾之真脏脉显露，危候将至也。

戴起宗所言之衰，与周氏同，但不及周氏论述精辟。

任应秋认为："但代无谓"句是谓"但代而无胃气的真脏脉"。

按：诸家皆认为此经文里"代"，乃指无胃气之死脉，但在此王冰及后世医家亦认为乃至数之代而言，姜春华教授："近人张山雷以'代无胃曰死'，与'长夏胃微弱为平，弱多胃少曰脾病'。"

一气注亦与春夏秋冬四时脉象句法一律，言颇有理，王氏（叔和）不审，妄以歇止为解，后人遂以此节之代为歇止矣。

仲景言脉搏动，时见一歇止，略久始动，犹如力不支给，需他人代替，再来时又不见脉动加速，乃谓之代。

周学海之意，盖人身之气，左升而右降，脏腑之气，肝肾升而心肺脾，是皆脾气居中，为之旋转，上下更代之枢纽也，升之气于是终，降之气于是始，运动之机势，至此而有脱卸，即至此而有停顿，故迟缓而软弱也，脾气一绝，升降不续则止歇见矣！故止代者，脾之真脏也。

《诊家正眼》："五十动而不一止者，合大衍之数，谓之平脉。肾气不能至，则四十动一止；肝气不能至，则三十动一止；脾气不能至，则二十动一止；心气不能至，则十动一止；肺气不能至，则四五动一止。"

《三指禅》："代脉止有常数，必依数而止，还如尺中，良久方来。"

按戴、李、周三氏，言代脉搏动时，中有歇止而不能自还，止后无补动，停止时间略长，对"代者忽还尺中""脉止还入尺"句，指出代之止，至数有规律，若十动一止，则十动必止，歇止后脉气又回入尺部，良久脉才从尺部伸出。

综观多数医家之见，凡在数、动、缓、迟等脉中，而见一止，歇止次数有规律，即谓"止有定数"，歇止后不能自回，不能频速而连续搏动两次以上的给予补偿，即谓"不能自还"，歇止时间略长然后又开始搏动，即谓"良久复动"再来时只能照旧搏动，即谓"复动依前"，并在浮、中、沉三部诊取过程中，皆可见到，便是代脉之象。

（1）特点：①代是一种生理脉象，脾脏与四季气候变更交替过程中，脾脏呈现和缓稍弱之象，即可称为代脉，乃生理征象。张景岳："于平脉之中而忽见弱，或乍数乍疏，或断而复起，均名为代。"又曰："凡脉无定候，变更不常者，均谓之代。"张氏认为在平脉之中，可以见到变更不常的代脉。②代为脾之真脏脉显露，脉必无弱之象，或无胃气的征兆，表示病情危重。③代可在数、动、缓、迟等脉的搏动中出现歇止，且每次歇止时间略长，并有一定规律性。

歇止后无补跳现象，或可见到明显的代偿间歇《医学纲目》"不能自还者，动而中止，复来如前，动而不同数也。"林沛湘："脉来动而中止，不能自还，良久复动，止有定数。"张景岳：忽见㿠弱，乍数乍疏，乃脉形之代；其断而复起，乃至数之代，两者皆称为代。

姜春华言：代脉，乃来无定数之歇止，而无力者；若至数匀称之代，乃为死候，又说明代之至数有匀、有不匀者。

诸多脉象中如有频率、节律不规整之脉，皆可为代脉。在十怪脉中，雀啄脉、虾游脉，或者脉象中出现的乍大乍小、乍数乍疏的脉象，皆可为代脉。

（2）机制：①脏气衰微，元阳不足，气血双亏，脉的运行不能连续相接，脉动而中止，不能自还，良久复来。②邪气聚停体内，脉道受阻，气血凝滞，脉气运行有碍，不能相续，而见代象。③妊娠体弱，脏气不充，气血精气仍需下聚养胎；或初孕恶阻呕吐，气血养胎受阻，脉气皆一时不相接续，亦可见代脉，止数不多。林沛湘："妊娠反应期间，谷入衰少，气血少，气血养胎，脉行不续，个别人有代脉。"

（3）合脉（兼脉）

代散——脏腑气竭。

代洪——邪伤脉络。

结代——心阳不振，缺血心悸。

代数——溲便脓血。

代而迟缓——胃气枯竭。

代而沉细——下利气微。

妊娠代脉——体弱脏气虚，恶阻呕吐。

代而微细——津枯液干。

（4）分部所主

右寸脉代——胸闷胸痛，呼吸息微，语声低弱，自汗，乃呼吸衰竭，或肺气胸，胸中积水，脉道受阻，气不衔接所致。

左寸脉代——胸闷心痛，心悸气短，头晕目眩，神疲乏力，或伴心烦不寐，口干咽燥，盗汗便结，或畏寒肢冷，腰酸乏力，左胸有压缩感，舌质淡或紫黯，乃因气血不足，气阴两伤，心肾阳虚，脉行不畅，气不续接所致。

左关脉代——胁肋作痛，痞块积聚，恼怒则发，胸胁不舒，按之痛剧，入夜更甚，或隐痛不休，头晕目眩，口干咽燥，脘闷不思食。乃肝阴不足，气机不畅，血凝难行或肝气郁结，瘀血停着，精血亏损，脉气不得续接所致。若病而气血骤损，以致元气不续，或风家、痛家，脉见代止，只为病脉。

右关脉代——腹痛喜按，畏寒肢冷，身瘦倦怠，口淡泛恶，呕吐不食，下利便溏，脾衰腹胀。乃中焦虚寒，或寒邪伤阳，而致阳气不足，脾胃衰竭，经络不畅，脉气受阻，断续而行所致。

左尺脉代——腹部臌胀如鼓，腹皮青筋（脉络）暴露，或面浮身肿，腰以下尤甚，按之凹陷，或尿少脐突，神倦欲睡，呕吐泛恶，口出尿味。主形羸瘦，口不言，三元正气随风去，魂魄升沉旦夕间。乃肾气虚极，中阳衰败，浊阴不降，水湿泛滥，脉气受阻，或血涩而止，不能接续所致。

右尺脉代——腰酸重，冷痛，腹痛胀急，或大便泻痢，日久不愈，或吐泻交作，泻极便脓血。乃因阴寒暴甚，肾阳衰竭，脾肾虚败，脉道失畅，气行有碍所致。

（5）相关诊籍

①《诊家正眼》

体象：代为禅代，止有常数；不能自还，良久复动。

主病：代主脏衰，危恶之候。脾土败坏，吐利为咎。中寒不食，腹痛难救。两动一止，三四日死。四动一止，六七日死。次第推求，不失经旨。

按：代者，禅代之义也。如四时之禅代，不愆其期也。结促之止，止无常数；代脉之止，止有常数。结促之止，一止即来；代脉之止，良久方还。《内经》以代脉一见，为脏气衰微，脾气脱绝之诊也。惟伤寒心悸，怀胎三月，或七情太过，或跌打重伤，及风家痛症，俱不忌代脉，未可断其必死耳。滑伯仁曰："无病而羸瘦脉代者，危候也。有病而气血乍损，只为病脉。"

此伯仁为暴病者言也。若久病得代脉而冀其回春者，万不得已也。《内经》曰："代则气衰。"又曰："代散者死。"夫代脉见而脾土衰，散脉见而肾水绝，二脉交见，虽在神圣，亦且望而却走矣。大抵脉来一息五至，则肺心脾肝肾五脏之气皆足也。故五十动而不一止者，合大衍之数，谓之平脉。反此，则止乃见焉。肾气不能至，则四十动一止；肝气不能至，则三十动一止；脾气不能至，则二十动一止；心气不能至，则十动一止；肺气不能至，则四五动一止。戴同父云："三部九候，每候必满五十动，出自《难经》，而伪诀五脏歌中，皆以四十五动为准，乖于经旨。"伪诀又云："四十一止一脏绝，却后四年多殒命。"荒疵越理，莫此为甚。夫人岂有一脏既绝，尚活四年之理哉！

历考《内经》，而知代脉之义，别自有说。如《宣明五气篇》曰："脾脉代。"《邪气脏腑病形篇》云："黄者其脉代。"皆言藏气之常候，非谓代为止也。《平人气象论》曰："长夏胃微软弱曰平，但代无胃曰死"者，盖言无胃气而死，亦非以代为止也。如云"五十动而不一代"者，是乃至数之代也。若脉平匀而忽强忽弱者，乃形体之代，即《平人气象论》所言者是也。若脾旺四季，而随时更代者，乃气候之代，即《宣明五气》等篇所云者是也。脉无定候，更变不常，则均谓之代，各因其变而察其情，庶足以穷其妙耳。善化县黄桂岩，心痛夺食，脉三动一止，良久不能自还。施笠泽云："五脏之气不至，法当旦夕死。"余曰："古人谓痛甚者脉多代。周梅屋云：'少得代脉者死，老得代脉者生。'今桂岩春秋高矣，而胸腹负痛，虽有代脉，不足虑也。"果越两旬而桂岩起矣。故医非博览，未易穷脉之变耳。

②《濒湖脉学》

体状诗：动而中止不能还，复动因而作代看，病者得之犹可疗，平人却与寿相关。

相类诗：数而时止名为促，缓止须将结脉呼，止不能回方是代，结生代死自殊途。

主病诗：代脉原因脏气衰，腹痛泄痢下元亏，或为吐泻中宫病，女子怀胎三月兮。

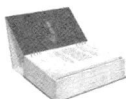

七绝脉

◀◀◀ 釜沸脉

肺气死脉，其形漂浮无根，如风吹草散乱漂腾之象，又如风吹毛而浮散无伦。此属但毛无胃，失去冲和胃气的死脉。

脉来应指，如水之波浪，忽分忽合，极难分辨，行急速而动，其状如汤沸一样，一息十至以上，乃精气衰极所致。

釜沸脉位，在肌肉之上，皮肤之下，有出无入，如汤沸一样，沸腾外涌，又好似餐盘里汤羹上漂浮的油脂，不断向外溢出，见此脉形，便是凶候绝死之脉。若用攻代药治之，直用人参、黄芪、当归、附子之类尚有余地。

釜沸脉搏动，其位浮浅于皮肤，有出无入，脉率极快，一息十至以上，约合180次/分以上，息数尚清楚，节律基本上规则，其状如锅中煮沸之水，沸腾时不停地外冒水泡，其中内空，故称釜沸。

（1）特点：①釜沸脉肌肤浅表可触到搏动，脉率极快，一息十余至，约合150～200次/分，息数尚清晰，如釜中沸汤，有出无入，绝无跟脚。②轻触及即应指，脉来极数而涓利无力，稍重按脉动消失，其脉搏节律基本规整，无疏密表现，但计数较为困难。③脉中无冲和之象，失掉了胃气、神气、根蒂状态。④脉具散、涩、结、代脉等特征，脉率虽基本规则，但它常可突然发作，突然终止的出现。

（2）脉理：阳热炽盛，阴液枯竭，阴阳离合，热极则阳亢，鼓搏于脉，脉气运行极速，阳亢则孤阳浮越于表；阴液枯竭，阴血极少，脉道源竭，搏血不足，脉行无力，如釜沸脉中空，漫无脚根之象，普济方夫阴在内阳为之守也。阳数极而亡阴，则气无所守，故奔腾而沸涌，气亡则形亡，此所以为必死。

釜沸脉的节律大多较为规则，在力势上，其搏动从开始发现到终止时无明显改变，脉率极数。

◀◀◀ 鱼翔脉

浅露于表，在寸口脉寸（关）处搏动微弱不显，而尺部搏动显见，故曰"头定而尾摇"。

或关部脉动微弱，而寸尺部脉动显见，故曰"似鱼不行而但掉尾动头"。

浮泛乏力，搏动极数，息数乱而不清，稍按则无。或脉行似有潜伏，故曰"似有似无"。

按诸家论述，位浅露表，脉来极数，在160～200次/分，节律不齐，寸口三部脉搏动以无力为主，但常表现强弱不一，如脉寸、关部搏动有微弱似无之感，而尺部搏动似有而显见，或稍按即无，或似有似无，且易合并转化为其他怪危之脉象。

（1）特点：①位浮浅表，初期形体轮廓清晰，起落变化易见，持续一段时间之后，脉的力势逐渐或突然减弱，脉率极数，在160～200次/分，节律多不规则。②寸口脉中，可出现关部弱，范围固定，但有模糊似无感，寸、尺部较关部浅而易见，似有感觉；或寸、关、尺三部脉来似有，但极其微弱，不离其位；或寸、关微弱，而尺部显见。③切诊时，手指开始触及似有，稍按即无，或似有若无，其体极其软弱无力，毫无冲和之象，脉中胃气、神气、根蒂全失。

（2）机制：阴寒之邪盛极，损伤阳气，以致阳气衰微为无力鼓搏脉行；阴阳将离，孤阳无依而浮越于外，呈虚性亢进之势，脉气行速极数而乱，浮泛无力，似有似无，如鱼翔之状。

◀◀◀ 麻促脉

形大而空虚，似羽毛循摩人的皮肤一样，轻虚力软。

王叔和将"麻子动摇"之脉，称为"结去"脉，形如麻子粒那样细小，搏动没有一定规律，往来零乱，有出无入，浅显于肌表，此乃肾之真脏脉外露，属肾脏功能将竭之兆也。

麻促脉来细微至甚，往来急促，纷乱无序，以致有往来不清之意，脉率达160次/分左右，节律不规则，沉候方显。

（1）特点：①形体极其细小，近乎于微，甚或触摸不清。②有出无入，搏动零乱如麻子，浅显于肌表。③脉率极数，在160次/分以上，不易测定其数。④脉率不规则，带有急促、结代之象。⑤沉候时，脉搏仍显，但极其微弱，指下感觉有二：一是指下有脉动感，呈细微欲绝象。二是指下无脉动感，呈细微已绝象。

（2）脉理：肺主气司呼吸，敷布水谷之精，调养脏腑之功能，以朝百脉。今肺气将绝，津液输布失司，卫枯营竭，脉道缩涩而细微，相傅阴亡，心阳亦亡脱而无助，呈虚性亢进之势。阳浮散于外，故脉动呈现麻促纷乱之状。

◀◀◀ **解索脉**

脉动有忽密忽疏形象，往来快慢交替出现而无规律，但后世以乍疏乍密相称，如解乱绳索之状。

《难经·十五难》："冬脉石，反者为病……来如解索，去如弹石曰死。"

本《难经》提出冬石脉，由脉气来时，沉濡带滑而显石象，为正常冬季脉象，并以常衡变，若脉气来时长而软，似解绳索那样无力，而去时则急促有力，似以弓弹石一般即为死脉。

冬石脉，应肾脏，属于冬旺的北方水。脉中只有石象，没有冲和的胃气，便是肾真脏脉显露，为死脉。

仲景言：脉来忽而快，忽而慢，毫无秩序的必死，脉紧急而硬，好像绞紧的绳索，也主死脉。脉紧急如转索，此必无柔软之象，乃胃气已绝，主死。

叔和言解索脉，至数较快，散乱无序，反复出现，而无一定规律性，似用手摸在长而散乱无序的绳索上那样，乍疏乍密。

按诸家之意，忽快忽慢，忽强忽弱，忽大忽小，散漫不聚，反复出现，如解绳索，速率多在85～140次/分，快慢与强弱交替出现较为明显，且多见于两尺部，宜在浮、中二部探取。

（1）特点：脉律不规则，散乱无序，时快时慢，多在90～130次/分之间，脉体或大或小，脉力可强可弱，强者坚强有力而长，弱者细软无力而散，且速率快慢与历史强弱常交替出现，形象清晰。

（2）机制：肾为先天之本，命门则是人体生命的根蒂，内涵真阳，并蕴藏真阴，肾与命门之火俱亡，阳无蒸腾不化，有阴无阳，则孤阴不生，脉中气血逆乱，行动无序，故脉见忽快忽慢，忽强忽弱，散乱不聚，如解绳索，或尺部显见。

◀◀◀ 虾游脉

往来似虾游状，浮于水面，有时则跃然而去，隐没消逝，稍停又复现，来时行迟而慢，去时脉数，极快的隐匿不显。出现脉律不整忽快忽慢，脉位浮沉不定，脉率偏数而紊乱之状。

戴氏言浅露皮表，隐隐约约，时而一跃而消逝，用手按则杳然不见，一会又复出，时隐时现，反复出现，持续时间很短又消失。

崔玉田："沉时忽浮，如虾游然，静中一动。"

虾游脉，脉位浅露在皮肤，如虾游水面之状，脉的跳动无力，时隐时现，反反复复。

沉，乃脉位极沉，近行筋骨，是有根蒂之象，虾游无胃无根，何能沉中一浮，此说不当。

按诸家之言：虾游乃在危证时出现的一种脉象，脉道搏动极数行速，偶尔有可变的缓慢，脉率多在160次/分以上，脉位多浅表在皮肤，浮取无力，时隐时现，稍按则无，反复短暂的出现，如虾游水面，杳然不见，须臾又来，隐约甚急，倏尔而去。

（1）特点：①脉位浅露肌表，如虾游水面，脉行急数，脉率可达160次/分以上，起落无力，时隐时现，时间短暂，反复出现，脉律紊乱，极不规则，此种脉象持续的时间较短，出现时仅有数秒，数分钟之内，个别可达一个小时左右，心律极度紊乱不齐。②浮取搏动极其无力，稍按则无，脉数难以测定。③全无胃气、神气、根蒂之象，极其软弱，毫无冲和之气。

（2）脉理：病久不愈，阴损及阳，胃中阳竭，真脏腑显露，命门之火衰败，不能熏蒸脾土，脾失运化则饮食不入，谷气已绝，气不接续。脉行无力，时隐时现，肾元精气耗尽，阳浮散于外，致脉速甚急或缓，故其状如虾游水面，隐隐有形，时而跃然而去。

《普济方》："夫谷气以真气为本，相附而周荣于一身以应十二脉之动，今也真气即丧，而谷气独存，则神无所依，故魂魄飞扬也。"

◀◀◀ 屋漏脉

一呼脉动一次，一吸脉动一次，一息二至，乃少于平人之半，属正气不足，阳衰之兆，故曰少气。脾之真脏脉来，如鸟嘴之锐，如鸡爪后尖突之尖，又似屋之漏水，点滴无伦，如水流去而不能复返，皆为脾气绝，胃气无之象。

凡一息二至，一息一至，二息一至，或三四息一至等，虽各设脉名，但均概括在损脉范畴，并提出一息二至，称为损脉，儿虽能走，但卧床不起时居多，乃由血气不足之故。一息一至者，虽能勉强行走，也只能叫行尸，已无魂也。

叔和认为屋漏脉来，如屋漏滴水似的，水已滴尽而停止，而又复滴，滴滴之间不相连续，以比喻脉的起落缓慢，脉率不快，其节律尚规整，但有时也不完全规整。

综各家之言，起落极慢，一息二至，脉率多在18～40次/分，搏动无力，节律尚且规则，亦有不规整时，诊脉时浮取、沉候皆有，但在筋肉间（中取）候之最为明显。

（1）特点：①屋漏脉起落缓慢，一息二至以下，脉率在18～40次/分，常见多在30次/分左右，节律尚且规整，亦有不规则时，如屋漏水，良久一至。②切诊时，浮、中、沉三部应指皆有脉，搏动无力，以筋肉间（中取）候之，最为明显，如残留之下，良久一滴，溅起无力。③脉气全失，无胃气、神气、根蒂之象，往来软弱毫无冲和之气。

（2）脉理：①久病胃气衰绝，宗气已泄，不能助肺以行气，气耗血枯，营卫不通，心失所养，精气被夺，心阳虚衰，渐至亡脱，阴阳离决，阳衰生寒，凝阻脉道，气将竭尽，运行缓慢无力，故脉来一息一至，如屋漏滴水，溅起无力。②阴邪侵体，寒湿极盛，损伤阳气，心阳闭塞，凝滞于脉，阻遏脉道，脉气运行极度缓慢，一息一至，或可见搏动有力之象。

◀◀◀ 雀啄脉

《难经》认为，脾主中州，在正常时，脉气平和，只有脾衰微时，才会出现雀啄。

危亦林认为：雀啄脉，以在筋肉之间（中取）较为清晰，连连速跳应于指下，突然终止，如雀啄食一样，连续急数搏动三次而歇止一次。

（1）特点：①具有疾、促脉与结、代脉代替变化特点，可由偶发或频发性疾、结脉特性，也可转变成偶发或频发性促、代脉形式。因此，雀啄脉具有一种短绌、阵发、频繁、不规则的搏动，并具有一定时间歇止。②脉来急数而弱，呈现频繁三五次不等的短绌、阵发性、不规则的搏动，之后顿然停跳，歇止时间较长，按着又复发作；或者出现几次正常搏动后，才突然出现三五次不等急数而弱的搏动，反复出现，息数不清。③尖锐无柔软之象，真脏脉显，全失胃气、神气、根蒂。④在筋肉间（中取），清晰可见。

（2）机制：脾为后天之本，脾性濡，曰稼穑，主中和，脾气将绝，真脏脉气独显，坚硬而不柔，宗气尽泄，诸经所存留之气尚未全失，呈现聚散无常状态，聚在脉道，脉行连连急数，三五不调，散则气不接续，脉行骤然停止，时聚时散，动止复作，故呈雀啄之脉象。

第四篇　师徒带教篇

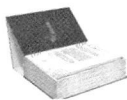

缘起庸胜堂

岁在丙申，时值仲夏，胜兵张氏，幸为今庸李老之关门弟子，得承其衣钵，又蒙嘉勉设帐授徒以传承岐黄，幸甚，幸甚！训读之余，师徒群议大道，每嗟叹于中医传承求学之艰而难，为求内可以钻探学问，外便于联系同好，以奉献胜兵张氏之博与精，遂设一堂，号曰"庸胜"，一表胜兵感念恩师，誓不负恩师之殷望；一表吾人踏实勤勉，立志学成济世之宏愿。夫不偏之谓中，不易之谓庸，胜人者有力，自胜者强。庸胜堂人，当时时勤勉于学，以弘中医大道，济百姓危苦为任；切记唯孝亲者可以爱人，尊师者可以继道；务当以德为先，不谋私名，勤求古训，博学笃行，愿如先贤所云：为天地立心，为生民立命，为往圣继绝学，为万世开太平。

师父：庸胜堂简介征文启事，里面要说明庸胜堂来历和宗旨，指明三代师承等。

刘师姐：师父，要写到哪里？直接在群里写出来吗？

师父：写出来，大家讨论一下，然后交给你，你就写进每一篇文章的后面。

刘师姐：好的，师父。

谭师兄：师父好！庸胜堂仅是学习讨论宣传平台，还是一并建立建设实体场所？

师父：前者，实体场所以后再说。

李师兄：夫不偏之谓中，不易之谓庸，胜人者有力，自胜者强。庸胜堂者，承今庸李老之衣钵，继胜兵张氏之博精，以弘中医精髓为己任，济百姓危苦为宗旨。唯孝亲者可以爱人，尊师者可以继道，庸胜堂人以德为先，不谋私名，勤求古训，博学笃行，愿如先贤所云：为天地立心，为生民立命，为往圣继绝学，为万世开太平。

师父：文言文功底可见一斑！

谭师兄：岁在丙申，时值仲夏，胜兵张氏，幸为今庸李老之关门弟子，得承其衣钵，又蒙嘉勉设帐授徒以传承岐黄，幸甚，幸甚！训读之余，师徒群议大道，每嗟叹于中医传承求学之艰而难，为求内可以钻探学问，外便于联系同好，以奉献胜兵张氏之博与精，遂设一堂，号曰"庸胜"，一表胜兵感念恩师，誓不负恩师之殷望；一表吾人踏实勤勉，立志学成济世之宏愿。夫不偏之谓中，不易之谓庸，胜人者有力，自胜者强。庸胜堂人，当时时勤勉于学，以弘中医大道，济百姓危苦为任；切记唯孝亲者可以爱人，尊师者可以继道；务当以德为先，不谋私名，勤求古训，博学笃行，愿如先贤所云：为天地立心，为生民立命，为往圣继绝学，为万世开太平。

师父：本群英才辈出！好一篇庸胜堂赋！一口气看完，实乃妙笔生花！

谭师兄：师父过奖，实是拙远师兄之功。

师父：李师兄文笔，早已领教！

刘师姐：两人的文字合起来堪称完美！给两位师兄点赞！

师父：本群可谓是，谈笑有鸿儒，往来无白丁！能有如此贤徒，张某三生有幸！更有不敢为师之感！

谭师兄：宗旨、措辞上，师父和大家还可以审议、润色下。我仅是梳理一下李师兄的，稍加补充而已，功力在李师兄那。

师父：诗词歌赋，张某自认为圣贤之书，读之不少，今观之李、谭二人之妙笔，感学无止境也！

古之圣贤之文笔，愚以为，不过如是耳！

面授的时候主要想讲两个问题，拿脉和针灸手法，因为这两样东西，网络授课教不出效果，还必须得面授，大家做好准备。我先讲基本手法，下次直接讲脉、针。

陈师姐：不懂经络穴位肯定不行。

刘师姐：怕拿脉没手感。

师父：最近就教，为面授打基础。我请了专业人员，为了师徒名分，还是搞个正式而简单的拜师仪式，不用下跪，不用鞠躬，表示一下就行了，表达一种神圣使命就行。大约月底，为期2天。老师们要开学，20号到26号之间，大家讨论一下。

陈师姐：师父，我症多，到时以我为例，全都把脉一遍，我当模特。

师父：每个人都拿，不要说话，看看师父拿脉技术。

赵师姐：凡是年龄四十岁以下的得表演个节目。

师父：五十岁以下吧？四十以下的没几个，在我印象中，只有几个四十以下的。

赵师姐：怎么有一种老的感觉呢。

刘师姐：人家朱丹溪五十多岁才学医呢，咱这队伍不老。

陈师姐：说的好！但愿咱们中会有朱丹溪，以此共勉！

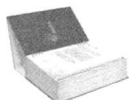

围刺与火针

师父：所有人

有人私信我：有一位患者腘窝囊肿，物理治疗没办法，针灸有办法？我没有治过这症？局部手感还算软的。请教您，有什么办法？谢谢您！

大家讨论一下。

刘师姐：看某老师的视频里说过在承山附近找余络放血可以治疗腘窝囊肿，没用过。是不是还要从脾论治？水来土掩，实则泻其子，是不是也要清肝？

韩师姐：你好老师，在什么位置上？是心经，还是心包经上面？

刘师姐：腘窝是在膝盖后面吧？

韩师姐：对的，没看清。那是滑囊炎的积液，刺血拔罐，按破，让积液自然吸收。

刘师兄：师父，可以用针灸针围刺。

谭师兄：师父，这个病例信息少了点吧，只有囊肿触觉软。针灸我是一点都不会。单从这点看，只想到如韩师姐所说的，积液，痰瘀积聚。是否可归为水肿范畴？如果是这样，结合四诊及其他症状，是否可从脾，从湿、瘀，从下肢论治。

钟师弟：师父可以用隔蒜灸法吗？再配针刺法。痛灸不痛，不痛灸痛为度。针法采用扬刺法可否？

师父：大家继续讨论，可以扩散思维。

罗安师兄：这个是不是中医的无名肿瘤？

有才师兄：师父，病史不齐，时间长短，按压疼痛不？

师父：各种情况都可以讨论一下，我也只有这点资料。

谭师兄：若从水肿论，症在下肢，属阴水，责在阳不足，气血不畅，寒湿瘀阻。法用温通合活血化瘀加引经药。比如前日所说的桂枝茯苓丸加减合独活、牛膝、威灵仙、宣木瓜、鸡血藤之类。或健脾化湿，通阳利水，活血化瘀综合。

腘窝囊肿多发生于儿童与老年人，儿童发病为先天导致，两侧对称。老年人多表现为膝关节无力、软弱、关节后部疼痛等。囊肿较大时可妨碍膝关节的伸屈活动，甚至可影响腘窝的静脉回流，出现局部或膝关节以下部位水肿。但大多数患者自觉症状不多。囊肿长大到一定程度则膝关节屈伸活动受限。

体格检查，在腘窝部可触及有弹性的波动性肿物，表面光滑，质地较软，压痛不明显，而且和皮肤或其他组织不粘连。

X线检查，将空气注入囊内拍摄X线片，可发现滑囊与关节相通。

如果按这个看，应该按水肿看？滑囊，即肿块，与关节相通。

卢鹏师兄：我想中医应该从痰论治，但是中医外科处理应该是用九针中的比较大的针具处理，取到疏通效果，用解剖学来讲就是破坏囊肿囊壁，放出黏液再加压。

谭师兄：和腰椎间盘突出的髓核膨出的原理相同（似），归为痰证、湿证、瘀证似乎合理些。

卢鹏师兄：应该不同。

谭师兄：病位不同。

卢鹏师兄：原理也不同。

谭师兄：从中医角度看肯定不同，但从结果看相似。

卢鹏师兄：西医，解剖结构也不同。

谭师兄：椎间盘（髓核）膨出，滑囊与关节相通，关节水肿。

卢鹏师兄：髓核是椎间盘因失水而向四周膨出，当压迫神经时才有临床意义。

谭师兄：失水而膨出？不是湿盛而膨出？如果是失水，治疗中常用有化湿药或化湿法就没道理了。水湿停留，这点我认为两者是相同的。

卢鹏师兄：而囊肿则是肌腱壁囊壁包裹。

谭师兄：表现相同，里边都是水。

卢鹏师兄：应该看解剖。

谭师兄：但疗效也可以证明啊。

卢鹏师兄：椎间盘突出治则是风寒闭阻者，祛风活络；湿热浸淫者，清热化湿；瘀血阻络者，活血化瘀；肾阳虚者，右归丸，肾阴虚者，左归丸。

谭师兄：解剖不能尽信。就如解剖说药物很难作用于大脑，但中药治疗就能证误这个观点。囊肿里面就有湿、瘀嘛，没有这个湿，它是靠什么来膨出？显然不是气，而两归丸也不是唯一方法，独活寄生汤加减也可以取得效果。说偏了，回到这个腘窝囊肿。我好像没什么能说的了，就想到这一些，不知对错，继续等候师父和大家帮我加深印象。

高师兄：看成是病理产物，水湿痰类，是否脾肾阳虚，不能运化水液？针灸治疗的话一方面把积液引流，一方面引气血走患部，运化水液？我针灸不懂，胡扯一通。

谭师兄：卢鹏师兄的概括较全面，我看不仔细。但湿这个因素在不同证型中应该都有存在？我也胡扯了几通了，脸皮越来越厚。

高师兄：风湿、湿热、寒湿。不怕，师父罩着呢。

谭师兄：是的。

高师兄：如果说这是水液停留，或痰湿积聚，那还要看此人的脉舌象，看是风湿、湿热、寒湿？估计湿热的可能最小。

师父：闷葫芦有过，厚脸皮无罪。横批：请讲。大家继续。

谭师兄：师父盖章了。

卢鹏师兄：刚刚有事，上面也是个人想法而已，膨出必是肾亏，多年长者多见，年长者，多肾精不足。

高师兄：最近几天与好多人沟通，都说一天到晚空调间里待着不行，难受。我夫妻也是这感觉。停了空调几天后就舒服了。是不是本来夏天肌肉层的代谢物无法从汗出去，停留体内而难受？有一个朋友也长期空调房坐着，腰痛了，说椎间盘突出。结果不待在空调房，在外面活动活动，几天后不治而愈了。

卢鹏师兄：只有椎间盘有脱水才会向四周膨出。

有才师兄：不全对。

谭师兄：是的。但现在很多年轻人三四十岁的，尤其妇女，也渐渐多发。

高师兄：这些生理产物不能及时有通路出去，停留体内就是病理产物了，就阻止气机，而有酸胀痛的感觉。膨出，我设想是肿胀，椎间盘里积聚了病理产物，影响气血运行而某种程度肿胀？

有才师兄：以前四十岁以上患者居多，现在年轻化了，椎间盘突出，还有小儿少见，难道小儿没有脱水，不会脱水？

卢鹏师兄：膨出多年纪大者，但是也不是绝对，是多而不是全，而突出可能年轻化，病理产物无非湿热、寒湿、瘀。

谭师兄：脱水而膨出的情形，是否是生理退化的缘故？

卢鹏师兄：对。突出与膨出临床表现相似，病因不同。

谭师兄：但青壮年的应该多为肿胀膨大。是我认知有限了，没想到脱水因素，与其说是脱水，不如说是肾精亏。

有才师兄：椎间盘突出、膨出、脱出，大多数是脊椎生理曲线改变，如柱子歪了，柱子里面的石灰水泥就脱出。

谭师兄：师兄好像搞反了吗？

刘峰师兄：脊柱的改变和肌肉有直接关系。

谭师兄：应该是突出、膨出改变了曲线，使得柱子歪了吧？

有才师兄：与长时间姿势不好有关系，在某个不协调的动作下引起。

刘峰师兄：现在有软派学说和硬派学说。

谭师兄：维持脊柱稳定平衡的应该是椎间盘。

有才师兄：应该先有脊椎改变哦。

谭师兄：椎体如一个个积木，椎间盘犹如积木间的水球。

高师兄：膨出与师父今天说的那个囊肿都是结果，结果背后的原因是有不同证型的。它们的相通之处就是都有病理产物阻滞气血运行。像干重活的老年人的腰椎间盘突出，也是劳损而有瘀，瘀阻气血运行，生命体又为了适应人的活动需要而骨骼用力点增粗加厚。可气血又不支持其增粗加厚，于是骨质疏松性地膨出了。

谭师兄：复杂，还是讲那腘窝吧，会有什么证型呢？

张师弟：前不久我治疗一个腰椎间盘突出患者，外用药加推拿，没用。后来左归丸加减，患者终于舒服了。

高师兄：年轻人长期坐空调房的腰椎间盘突出（以下简称腰突）与老年人的病机不一样。

刘峰师兄：65岁以上腰椎髓核不会突出。

高师兄：病理产物的不同，以及造成病理产物的本质原因，这些就是不同的证型。

刘峰师兄：现在好多病人其实不是真正的腰突，是症状类似于腰突的痹证。

谭师兄：高师兄，继续归纳些症状吧？

刘峰：软组织损伤。

谭师兄：这软组织就是椎间盘？

刘峰师兄：不是。

谭师兄：张师弟，感觉理疗方法对腰突疗效有限。针灸我不懂。中药内治的疗效我见识过。

罗明初师兄：腰突、增生这类病其实都是病理产物的堆积，而非西医说的突出和增生。

高师兄：谭师兄，参照诊断学来讲，先说证候表现，再进行证候分析。像腰突、囊肿是证候表现，是结果。证候分析是讲造成结果的原因及解释因果之间的病理病机联系。大家现在讲的就是证候分析，分析显示强大的逻辑性，不能是牵强的或模棱两可的。

谭师兄：西医说的突出和增生，只看到影像，病理产物的堆积是本质。

罗明初师兄：健脾补肾，增益气血，温通经络才是大法。

谭师兄：是的，师父只提一点表现，由这个表现反推有可能的病因病机及更多的可能症状和治疗原则，这就是师父的意图吧。

师父：火针疗法具有温经散寒、通经活络作用。以往临床多用以治疗虚寒性的痈肿，近代扩展了火针的治疗范围。对某些病证有其显著的功效，如扁平疣、痣、瘰疬等。

今天的病案是为了引出火针。囊肿周边围刺，中间采用火针。效果好的，一次而愈。

火针疗法，古称"焠刺""烧针"等，是将针在火上烧红后，快速刺入人体，以治疗疾病的方法。

《灵枢·寿夭刚柔》云："刺布衣者，以火焠之。"《灵枢·官针》云："焠刺者，刺燔针则取痹也。"张仲景《伤寒论》中有"烧针令其汗""火逆下之，因烧针烦躁者""表里俱虚，阴阳气并竭，无阳则阴独，复加烧针……"等记载。直到唐代孙思邈《千金要方》才正式定名为"火针"。明代杨继洲的《针灸大成》记述最详："频以麻油蘸其针，针上烧令通红，用方有功。若不红，不能去病，反损于人。"明代高武《针灸聚英》云："人身诸处皆可行针，面上忌之。凡季夏，大经血盛皆下流两脚，切忌妄行火针于两脚内及足……火针者，宜破痈毒发背，溃脓在内，外皮无头者，但按肿软不坚者以溃脓。"说明火针在明代已广泛应用于临床。近代火针使用一般有两种情况：长针深刺，治疗瘰疬、象皮腿、痈疽排脓；短针浅刺，治疗风湿痛、肌肤冷麻。

针刺间隔，1～2周，针1次为宜。

禁忌证：①火针刺激强烈，孕妇及年老体弱者禁用。②火热证候和局部红肿者不宜用。③高血压、心脏病、恶性肿瘤等禁用。

注意事项：①施行火针后，针孔要用消毒纱布包敷，以防感染。②使用火针时，必须细心慎重，动作敏捷、准确，避开血管、肌腱、神经干及内脏器官，以防损伤。③火针必须把针烧红，速刺速起，不能停留，深浅适度。④用本法治疗前，要做好病人思想工作，解除思想顾虑，消除紧张心理，取得病人配合，然后方可进行治疗。

秦荣江师兄：谢谢师父！这种病我用了很多方法无效，没懂得火针能治。

秦伟师兄：火针刺多深？是否刺透囊肿呢？还有刺几针呢？

秦荣江师兄：灵活应用吧，大的多给他几针，小的少给他几针，深度应该刺穿为好，这是我的想法。

刘师姐：看过火针的视频，要把针烧的透亮才行，肯定有烧猪皮的味道，挺吓人的，买了根火针没敢用过。

师父：有谁用过火针？

有才师兄：火针看到过，没有用过。电火针估计要好用点，深度很好控制。

师父：我用过火针，有些病，用火针，效果意想不到。

朱师姐：插入立马起烟，针膝关节效果不错。

程师兄：我们这里有用火针治疗腰椎病、坐骨神经痛等。

师父：火针一般不作首选，能用针或药治疗的，效果如果可以，就可以不用火针。对于腰椎、坐骨神经，针、药都可以。没有必要用火针，为什么今天这个病案，我想到火针。因为它比其他手段快，火针，看起来有点残忍，真的是冒烟的那种。

罗明初师兄：师父，我们毫针、火针都不会的。今天这个囊肿如果用药怎么思考？

师父：健脾化痰，温阳利水，软坚散结。

朱师姐：阳和汤？

师父：就是这个思路！

秦荣江师兄：用硫黄点燃来刺效果会不会好些呀？师父我经常用缝衣针点

燃硫黄当火针刺的。火针前两个月才见过,买了两支,真好用。有时候病人说,再扎两针,真舒服!

师父:这个是很多游医的搞法,不过也有效。

谭师兄:师父,学针大概是个怎样的过程?

师父:比学药简单。

罗明初师兄:师父,我也好想学针。

师父:既然如此,把中医诊断学讲完了,开始讲针灸。如何?

谭师兄:见人下针简捷,自己不敢动手,也不会动,怕扎疼扎伤人,师父。

秦荣江师兄:我认为学完基础再学针,你会得心应手,不然你只能学得了针灸法的偏方。

罗明初师兄:掌握不好怕针坏人家。我见过一个本身只左手脚麻而被针成左边瘫了。

师父:中医基础理论和中医诊断学是学针灸的基础,针法很重要,同样一个穴位,两个不同的医生扎,可能效果天壤之别。

谭师兄:手法的差异?

师父:是啊!

伍师兄:我也是零基础,平常谈话,交流,我也是插不上话,请各位见谅,但会跟着师父和各位努力学习的,感恩师父和各位师兄师姐!

师父:耳濡目染,然后多看书,你一定会进步很快的。

秦师兄:比如现在好多群在开班,有无基础都可以学,也只能是掌握一些偏方的穴位组罢了。

师父:我们之所以到现在还在学基础,只是偶尔讨论几个病案,目的就是为了区分其他普通培训班。

秦师兄:哦,师父教徒有道。

朱师姐:我现在是水过鸭背——记不住。

谭师兄:由无知到接触了解再到掌握熟练是一个过程,坚持总有收获。

师父:慢慢来,一辈子很长。这个群不会解散。这里有些人想早点学针灸,为了照顾所有人,我们双管齐下,语文数学一起学,中药针灸一起上,大家觉得如何？

秦师兄：行，师父怎样上课都行。

刘师姐：师父怎么教我们就怎么学。

师父：自己一定要扎自己，我学针灸的时候，第一针给自己扎的百会穴。现在还记忆犹新。扎了百会穴，突然觉得自己变聪明了，从此悟性很高。

谭师兄：都帮大伙扎一下，聪明聪明。

师父：好吧，现在马上开始讲一课。大家的《中医基础理论》在不在旁边？翻一下。

（师父即兴来了一节堪称完美的中医针灸经络课，讲课速度非常快，一个半小时把针灸经络部分都梳理了个差不多。）

师父说：讲得太快，如有口误，请各位贤徒海涵！

众人：师父，您谦虚了！

师父：希望我们群的所有人，以后都是针药并用的高手！

罗师兄：向师父的要求奋进！

师父：之前的课，如果大家能反复地看，反复地听，我相信都应该可以掌握。我想过段时间，考试一次，对前期的学习进行一次验收。

刘峰师兄：师父！现在的针具细，疗效会不会差一些？

师父：我临床中很多一针见效的，我想，只要运用得当，疗效应该有保障的。我的车上，包包里，随时都有针，随时准备救人，针灸急救比中药快。

刘峰师兄：师父只用针灸针吗？还用其他的吗？

师父：针灸针，梅花针，三棱针。

感恩师父，您辛苦了，我们会努力的！

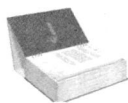

师说四象汤

李师兄：四象汤：青龙（麻黄），白虎（石膏），朱雀（桂枝），玄武（真武）。

师父：四象汤是这样的？

李师兄：自己猜的。

师父：应该不是猜的，因为对了三个。

李师兄：朱雀不对，是吧？

师父：看来你知道啊。

李师兄：朱雀是哪个呢？我想不起来了，是看过的。

师父：黄连阿胶汤。

李师兄：因为有鸡子黄。

师父：在张仲景的《伤寒论》中，有四首方剂是以四象来命名的，它们分别是小青龙汤、小朱雀汤（黄连阿胶汤）、白虎汤、真武汤。

话说"太极生两仪，两仪生四象"，四象是古代的方位名词，分别用四种神灵来命名，是东青龙、南朱雀、西白虎、北玄武。

《素问·阴阳应象大论》中曰："东方生风，南方生热，西方生燥，北方生寒。"由于我国所处的地理位置，故形成了东方和春季温和、南方和夏季炎热、西方和秋季干燥、北方和冬季寒冷的气候特征。

按五行归类方法，春温属木，夏热属火，秋凉属金，冬寒属水。

小青龙汤：春温属木，主青色；东方生风，易受风邪。虽然春季阳气回升，但阴寒之邪犹存。季节交换，不注意加减衣服，易感外邪。表现为恶寒发热，无汗，喘咳，痰多而稀或痰饮咳喘，不得平卧，或身体痛重，头面四肢浮肿，舌苔白滑，脉浮。出现上述症状者，治宜解表散寒、温肺蠲饮，小青龙汤主之。本方由麻黄、芍药、干姜、五味子、甘草、桂枝、半夏、细辛组成。

小朱雀汤（黄连阿胶汤）：夏热属火，主赤色；南方生热，易感热邪。由于邪热深入少阴，真阴被灼，不能上济于心，以致肾水亏于下，心火亢于上，心肾不交，水火失济，而见。心中烦，不得卧，咽干口燥，梦遗，舌红，脉细数等，均为阴虚火旺之象。治宜清心泻火、滋肾养阴，黄连阿胶汤主之。由黄连、黄芩、白芍、鸡子黄、阿胶组方。

白虎汤：秋凉属金，主白色；西方生燥，易感燥邪。燥热之气内传阳明之经，即谓阳明气分热盛证。邪已内传，里热正盛，故见大热、大汗、大渴、脉洪大诸症。治宜清热除烦、生津止渴，白虎汤主之。由石膏、知母、粳米、炙甘草组方。

真武汤：冬寒属水，主黑色；北方生寒，易受寒邪。冬季阳气不足，阴寒之气盛，人体易脾肾阳虚，进而导致水饮内停。临床表现为小便不利，四肢沉重疼痛，甚则肢体浮肿，腹痛下利。苔白不渴，脉沉。治宜温阳利水，真武汤主之。由茯苓、芍药、白术、生姜、附子组方。

自然界的气候是暑往寒来，秋去冬至，循环运转不已。天人合一，运用自然界的阴阳五行规律来解释人体的生理和病理现象，好多疑难问题便迎刃而解。关于四象与方剂名称关系，此文仅仅是笔者的管窥之见。中医学博大精深，有待于我们深入研究。

李师兄：我认为桂枝入心，振奋心阳，也应该叫朱雀。多谢师父指正，以后不敢瞎猜了。

师父：说错不要紧，这里是学习进步的地方，不是要面子的地方。每错一次就能进步一次。

李师兄：是，若以中药立四象，朱雀当是朱砂，玄武为附子？

师父：朱雀当能清心火，玄武应能温肾水。

黄师兄：在这里体会到中医的博深，有点望而却步。

师父：一辈子很长，这里是终生师徒群。每天进步一点点！

黄师兄：是的，能在老师的师徒群，非常庆幸！

师父：活到老学到老嘛！

李师兄：以前学习总是浮躁，入此群后心里踏实了，不求捷径速成，只求不忘初衷。步步留印拙胜巧，蓦然回首已登峰。

师父：好一个蓦然回首已登峰！这句写得好！

李师兄：大道至夷人好径，不肯守初做直行。步步留印拙胜巧，蓦然回首已登峰。

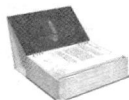

中医 "脾" 与西医 "脾"

师父：学了中医的人都明白脾土之重要性。但有人脾破裂后，被逼切除此器官。脾缺失，又由哪个器官代替脾的功能？

我遇见过一位脾切除的病人，右关位脉基本上是空空的感觉，当时他没说脾切掉了。我心里觉得奇怪，一直问他与脾相关的问题，最后才知道他5年前切了脾。他舌胖大，但没齿痕。手腿的肌肉软绵的，腰背肌肉正常感觉。

有人私下问了我这个问题，大家可以讨论一下！

秦师兄：脾脏切除后的病人我见过很多，他们都有一些不同程度一些病理症状。但是中医的脾脏是很重要的，这个理，一直以来也是我无法了解的。

高师兄：我也看到过师父说的这个例子。

师父：讨论可以加深印象，继续讨论，说错也没关系。大家可以一边吃中饭，一边讨论，讨论完了，我来总结。

罗师兄：应该是另外四脏共同完成吧。

秦师兄：现在的西医也了解到脾脏的重要性，脾脏切除后，引起很多无脾综合征，所谓的无脾综合征，就是不知道的病，所以他们在脾脏破裂后，能修复的还是尽力去修复。

高师兄：我这样考虑，脾土是以脾脏为中心的系统，不是光一个脾脏，一个器官，没了后它的功能由其他器官或组织来代替在人体生命里是常见的。比如，骨髓的造血功能，当脊髓造血有问题时，这时远端的四肢骨髓就代替骨髓造血。是否胰脏也部分代替了脾脏的功能？

罗安师兄：脾主肌肉，脾都没有了，别说脾气什么的，肯定是极度虚，肌肉自然松弛，衰老也快。没有了脾体质肯定直接下降，代谢失常，消化系统也不好，气血虚什么的也来了。

高师兄：人的身体是肯定打折扣了。

张师弟：脾脏在人体起着至关重要的作用，在中医里面它和其他四脏一起，构成五脏（心肝脾肺肾）。胃只是六腑之一。可见脾脏在人体当中的重要作用。

脾脏有滤血的功能。边缘区和脾索是滤血的主要场所。脾内的大量巨噬细胞可以清除衰老的血细胞（比如红细胞）、抗原和异物。此外，侵入人体血内的抗原，可在脾内激发免疫反应。此外，脾还能够储藏血液。人的脾脏可以储存约40ml的血液，马的脾脏则存储了马体内大约30%的红细胞。胚胎发育早期，脾有造血的功能。但出生后脾的造血功能基本消失，仅在部分条件（比如人体出现严重造血障碍时）刺激下才能够恢复。

李师兄：这涉及一个根本问题了，中医的脾的概念和西医的脾脏的概念的区别。弄清这个才能谈其他的。

高师兄：脾脏没了。不等于脾土系统完全垮了。

罗师兄：中医的五脏是五大系统，并非西医的具体一脏。

李师姐：脾主升清，脾没有了是不是和肺就衔接不上了？人就没有耐力了，就像一张桌子，掉了一个角，虽然暂时可以不倒，但是始终不稳了。是吗？

秦师兄：但是水分经过胃黏膜的吸收，通过静动脉血管输送到肺，这也是可以的呀。

张师弟：脾土为后天之本，失去脾土，后天吸收运化五谷之精华的能力就弱化了。

秦师兄：那是一定的呀，所以出现与脾脏有关系的一系列病证呀。

罗师兄：脾脏切除但经络还在，经络上气血会由其他的脏腑经络代偿性提供，但只提供生命所需的最低额度。

高师兄：脾土系统起码包括脾胃脏器它们之间的经络及足太阴脾经络。现少了一个脾脏其他都在。

张师弟：脾为"谏议之官"，就是向君主反映问题的"谏官"。脾在身体的中央，负责机体的运化，布散精气。人体哪里出现问题，脾就会把信息传递出去。另外，脾秉性缓和、中正，不偏不倚，所以能公正地反映问题。

秦师兄：脾胃为土，应该是由胃来完成的，但是功能不是那么好了，不全面了，所以出现一系列的与脾有关的病证。

刘师姐：脾是脾脏和脾经两套系统，脾脏受伤，脾经还可以发挥作用，但是多少还是会受一些影响。

罗安师兄：土生万物，我认为没有脾了这个生字就打折了。脾很特殊，没有了能够活，说明和气化有关系。

高师兄：看这个人的情况脾气还是在作用，只是弱了些。

赵师姐：可以由肝胆来代替部分功能，或说补充部分功能，代偿。脾主运化，肝主生发，胆主疏泄，脾主四肢，肝主筋其华在爪，脾统血，肝藏血，肝气不舒也会出现月经不调，也有藏统之功。

刘师姐：胆囊息肉的人好多把胆囊摘了也是后面会出现好多问题。

谭师兄：脾主肌肉，此病人脾切除后，手脚肌肉松软，舌胖而无齿痕，脉消失，说明了其功能的不可替代。但对于人体生命来说，代偿的功能应该会有，比如此病人的背部肌肉正常。这样的病人生活相对正常，也可见代偿功能的存在。那么，切除后脾的功能由谁替代或弥补呢？猜一下，脾胃相表里，胃纳五谷并腐熟以供脾运化，为人体提供后天所需。习惯上常将脾胃合论，换句话，腐熟与运化不是独立的、割裂的，胃这个水谷之海，将食物腐熟，化为可供身体所需吸收的精微，而输布全身主要靠肺的输布。然后才有心肝肾等得以涵养。这样说，这代偿功能恐怕不是心肝肾，最后还得靠胃？

赵师姐：从脉位来说，都是关脉。从三焦来说，都是中焦。从功能上来讲，相承相克。

张师姐：中医的藏，与西医的脏不等同，一个广义功能，一个是单纯形态。

高师兄：还有分别清浊，输送谷精、水精，把胃、小肠、大肠的一部分津液下输至膀胱等生理活动。是在脾气主持下干的，但本来干活的是胃小肠大肠。现在脾气弱，那么它们干劲也弱些。

赵师姐：藏是功能的载体。没有藏，功能无以载附。相信脏腑的协调能力是很强大的。就如同有点残疾人做事情比健全的人还要棒一样。所以说是可以找到代偿脏腑的。

高师兄：具体的活是胃、小肠、大肠还有心、肺干的。修正一下。

赵师姐：肝胆代偿啊。

谭师兄：比如脾胃如夫妻，一方不在了，另一方只好身兼两职。而其他各脏腑就如亲戚好友，依然各司其职。但一人兼夫妻两个角色，不管亲朋如何给力，总免不了缺陷。

高师兄：嗯，师父提了一个问题，就是哪个器官或组织能代替脾脏。

赵师姐：丧妻之人还可以续弦嘛。

谭师兄：不能替代，只能代偿部分。续弦，脾移植叫续吧？

高师兄：肝木气升，脾气也升，这倒一致。但木气主疏泄，而脾气主升清。胆木气降，胃气也降。

秦师兄：不用丧妻都可以找小二小三的。

赵师姐：咱们完全秉承了师父的风格，以人拟医。

师父：就是要适当打比方嘛！

刘师姐：续弦也该找个具有土性的？

秦师兄：土性的只有胃和胃经脾经了。

高师兄：师父总结吧！我看大家也说得差不多了。

师父：其实已经有人说很对了。

赵师姐：师父，公布答案吧。这样子吃饭，对脾胃不好。

师父：师姐、师兄都说了。

从西方生理学角度看，脾是一个满布血管的淋巴组织，它充当了血液的贮存库及过滤器，它亦是身体早期的造血器官。然而从中医的角度看，脾并不负责这些功能，脾的功能包括消化系统、血液凝固系统的功能，亦与身体的水液代谢有关。

其一，脾主运化。

"运化"有运输及转化的意思。按中医理论，脾是主要的消化器官，负责将食物转化为用以化生气血的精微营养。当食物进入身体后，脾提取食物及饮液的精微营养物质，这在中医理论中称为水谷精微。然后这些水谷精微会用以化生气、血及津液，运行全身。水谷精微中的水液会由脾上输于肺，经肺的宣发肃降送达全身；而另一部分的水液则会下达于肾及膀胱，化为尿液排出体外，这方面的功能中医称为"运化水湿"。

一方面，若脾气健运，即脾主运化的功能健旺，则气血生化之源便会十分充足；另一方面，若脾的健康失调，其消化能力便会受到影响，并会出现腹胀、腹痛、泄泻及四肢无力、疲倦等。

脾主运化。运，即转运输送；化，即消化吸收。脾主运化的生理功能包括运化水谷精微和运化水液两个方面。运化水谷精微，即是指对饮食物的消化和吸收，并转输其精微物质的作用。中医学认为，饮食物经脾、胃消化吸收后，须赖于脾的运化功能，才能将水谷转化为精微物质，并依赖于脾的转输和散精功能，才能将水谷精微布散于全身，从而使五脏六腑、四肢百骸等各个组织、器官得到充足的营养，以维持正常的生理功能。脾的运化水谷精微功能旺盛，则饮食水谷方能化为精微，生成精、气、血、津液，以充养人体，进行正常生理活动。反之，若脾失健运，则出现食欲不振、腹胀、便溏、消化不良，以至倦怠、消瘦等气血生化不足的病变。

脾的运化水液，是指脾对水液的吸收、转输和布散作用。脾的这一功能正常，能防止水液在体内停滞，也就防止湿、痰、饮等病理产物的生成。反之，就会导致水液在体内的停滞，而产生湿、痰、饮等致病因素而发生多种疾病如水肿、泄泻等。

其二，脾主升清。

食物经转化为水谷精微后，会上输于心肺，通过心肺作用再转化为气血，并送往全身，这便是中医所谓"升清"。脾主升清，而胃（与脾相应的腑）则主降浊，降浊指胃将消化道内无用的物质往下输送。透过升清与降浊，中医学指出了消化系统内的平衡。

脾主升清。"升"即上升之意，"清"是指水谷精微等营养物质。脾主升清概括了脾的生理功能特点，体现在以下两方面：一是将水谷精微物质上输于心、肺，通过心肺的作用化生气血，以营养全身。二是主升提，以维持机体内脏的正常位置。所以若脾失升清，则水谷精微上升布散失职，则可出现神疲乏力、头目眩晕、腹胀泄泻等症，故《素问·阴阳应象大论》说："清气在下，则生飧泄。"脾气下陷，则可引发内脏下垂，如胃下垂、子宫脱垂等或发为久泄脱肛等病证。

其三，脾主统血。

"统"有统摄、控制的意思。脾不仅运化水谷精微以生化气血，还有统摄血液在经脉中运行的作用。若脾气健运，气血生化充足，气可有效地固摄，使血在脉道（即血管）内行走。若脾失去统血的功能，则血会溢出自己的路径，从而引致呕血、便血、皮下出血、尿血、崩漏（月经过多的失调症状）等。

脾主统血，是指脾能统摄、控制血液，使之正常地循行于脉内，而不溢出于脉外。如脾气虚弱失去统血的功能，则血不循经而溢于脉外，可出现某种出血证，如便血、皮下出血、子宫出血等，并伴有一些脾气虚弱的症状。

其四，脾主肌肉，开窍于口，其华在唇。

中医认为肌肉及四肢运动有赖脾的动力。若脾气健运，身体的气血滋养充足，则肌肉及四肢健康强壮；然而，若脾气虚弱，便会出现肌肉瘦弱及四肢倦怠无力。

此外，中医学亦认为口唇及口腔与脾的健康有着密切的关系，若脾气健运，则口味正常而能辨五味（酸、苦、辛、甘、咸），口唇亦红润光泽。若脾失健运，便会出现口中乏味、唇色淡白等症状。

脾位于中焦，在横膈之下。其主要生理功能是主运化、升清和统摄血液。脾和胃相为表里，两者均是主要的消化器官。人出生后其生命活动的维持和气血津液的化生，都有赖于脾胃运化的水谷精微，故称脾胃为"气血生化之源""后天之本"，《素问·灵兰秘典论》说："脾胃者，仓廪之官，五味出焉。"脾开窍于口，其华在唇。脾在体合肌肉，主四肢。

脾开窍于口，其华在唇。饮食口味及食欲的正常与否与脾的运化功能有密切关系。脾气健运，则口味和食欲正常。反之，若脾失健运，则可出现食欲的减退或口味的异常，如口淡无味、口甜、口腻等。口唇的色泽与全身的气血是否充盈有关，而脾胃为气血生化之源，所以口唇的色泽是否红润，实际是脾运化功能状态的外在体现。

脾在体合肌肉，主四肢。人体有赖于脾所运化的水谷精微的营养，才能使肌肉丰满发达，四肢活动有力。因此脾的运化功能健全与否，往往直接关系到肌肉的壮实与瘦削，以及四肢功能活动正常与否。若脾虚不健，肌肉失其营养则逐渐消瘦或痿软松弛，四肢则痿废不用。

师父： 中医的藏，与西医的脏不等同，一个广义功能，一个是单纯形态。

这涉及一个根本问题了，中医的脾的概念和西医的脾脏的概念的区别。中医的脾是指一种功能的总和的一个系统。西医的脾是一个实质性器官，完全两码事。脾这个实质性器官不能代表中医上具有哲学性质的脾土，就如同拿破仑是历史上的英雄人物，但是没有拿破仑，英雄人物仍然有。英雄人物是一个哲学概念的话，拿破仑就是具体的某个英雄。没有拿破仑，还有亚历山大。没有亚历山大，还有西楚霸王项羽。这个比方不完全能代表中医的脾和西医脾脏的关系。但是可以类比理解一下。

谭师兄： 师父，那如何解释切除这个器官导致（暂且认为是这原因）四肢肌肉松软，右关脉消失呢？理解为脾系统的部分（脾器官）缺失吗？

谭师兄： 原来这是个案。谢谢师父。

高师兄： 中医的脾是指一套系统及其功能，我想这个凡具中医思维的人都明白。但是，中医也是有解剖基础的，说五脏也有实质那个脏器的时候，它们也分别对应五行。难道就一个大而化之的脾是指一个系统极其功能就能无视脾脏？是否能更细化点解释呢？否则说给中医外的人听好像说服力还不够强。

谭师兄： 五脏器分属于五脏系统，范畴不同，可否这样认为？

师父： 中医基础理论的藏象学说马上要开讲了。

高师兄： 就是说中医的脾系统它具体指什么？脾系统包括脾脏不？那没有脾脏脾系统有何反应？

谭师兄： 这个肯定吧。比如手指与手？

高师兄： 量变到质变，现在说少一个脾脏脾系统没什么。那么再少哪些这个脾系统就不行了呢？胃全部拿掉人就不能活。心脏拿掉人马上不能活，参照脾系统情况有的问题值得研究。

谭师兄： 不是说没什么，是有部分影响。看这部分是否不可或缺，胃是获取精微必不可少的一环——腐熟水谷。

高师兄： 注意看，仔细看，逐字看相关藏象的生理描述很有意思。

李师兄： 五藏都有解剖基础，《黄帝内经》也讲了解剖，所以中医是研究活人的医学，不是研究死人的医学。

高师兄： 胃、小肠、大肠干的活是消化、吸收、输送、排导。具体由这些实在的器官实施，但是在脾气的主持下。脾气当然也有脾脏的一份功劳，正因为这些活不是脾脏这个实在器官干的所以生理上没啥大影响。

师父： 中医正是超越了解剖基础才成为中医。理论知识丰富！思维干脆！

高师兄： 中医当然是研究活人的医学，中医不但承认精、津、液、血、五脏、皮、筋、骨、脉这些解剖存在，同时还研究精化气的运动。活人与死人的区别就是活人精还都在，但死人精不能化气进行生理运动。不是说谈到解剖就是等于研究死人。说脾脏是脾气系统的全部，当然是一个中医人犯了常识性错误。但是如果把脾土系统彻底虚化，没有相关肉体组织的对应，那能不能说得通？我保留意见，既不能把脾土具体等同于脾脏，也不能彻底虚化脾土系统的肉体所指。

师父： 没有虚化，只不过中医是哲学的，意识大于形式。用小白鼠来研究中医，就是犯了这个错误。

高师兄： 西医是更多从微观角度研究生命活动，而中医更多是从宏观角度。

师父： 对！

高师兄： 解剖人也好，解剖小白鼠也好，都是犯了角度问题。

师父： 这就是西医注重仪器检查结果，根据数据来看病。而中医注重整体，根据病人情况看病。

高师兄： 就像经络在解剖上没证据，西医不承认经络。但是经络的效应存在，就像电场磁场一样，你看不见摸不着，但是其效应存在。所以不能否定，同理就不能否定经络。

师父： 对啊。历史上有一个名医，非常有名，但是犯了这样一个错误。大家应该都知道王清任，他所创的血府逐瘀汤天下闻名，还有少腹逐瘀汤、补阳还五汤等。但是他的代表作《医林改错》越改越错。

罗安师兄： 哈哈，师父是高人所以能够知道其中的错误。

师父： 他解剖尸体，扬言指出了《黄帝内经》的错误，最后搞成自相矛盾的结局。他就是没有区分中医和西医脏器的区别，成了千古典型，他的功劳和错误同在。

高师兄：嗯，比如说王医生解剖一看，什么脾输精微到心肺啊，没有看到脾与心肺有这样的连接啊，这个《黄帝内经》是错的。师父你看看我这样解释这个问题行不行？

师父：你解释的可以，但是，中医是意识大于形式。中医有时候是根据结果推原因，从而总结而成。

高师兄：脾气是一生之气分配在脾的部分，胃腐熟，胃气也是土气的一部分，胃在故腐熟能力在。胃、小肠、大肠的吸收，传输精华的器官在，故这些活还有这器官干，它们本身也生发出部分土气。《黄帝内经》只是说干这些活，吸收什么，吸收多少，输送到其联络的血脉里去，这都要听命于土气，而土气里面是包括脾脏生发的土气的，现在脾脏没了，也就土气弱点而已。因为脾脏不是具体实施要紧活的，他只是释放信息素参与指挥，所以没脾脏能活。

也就是说精微物质在听命于脾气，从胃里面进入血脉，从小肠大肠里面进入血脉，这就是脾土向心输送精微。土气用层面说，是形而上，不是形而下的器层面。脾脏是一个器，与土气是不同的属性。土气是一套指挥系统，而实施系统就是贯注土气的胃、小肠、大肠等器。人的一生之气分配在脾脏、胃、小肠、大肠等器位上的就是土气。也就可以说土气由脾脏、胃、小肠、大肠生发的，现在脾脏没了，那么土气的生理作用仍然由贯注土气的余下器官完成。脾脏这个器官可能不实施任务，所以没有脾脏能活，胃是实施要紧活的器官，没有胃就得死。

中基里面有一句话，在哪里我忘了，意思是小肠分别清浊是土气作用于小肠的结果。所以脾的功用为上输精微于心肺，灌四旁，把胃肠等部分津液下输膀胱等。不能理解为脾脏与心肺用有管道连接，脾脏与膀胱有连接，脾脏与四周有连接，而是土气贯注于脾脏、胃、小肠、大肠等，由这些器官去实施的。这些器官在土气的统摄之下完成土气的生理功能，这叫脾输送精微于心肺，灌四旁……我说得太多了。

秦师兄：不多，是有研究价值，你看看哈，脾是广义的，那么，从整体上来说，其他四藏也是广义的了。这也是我历来想不明白的问题之一。这样一来脾藏和脾脏是两个意义了，我们现在是在学五行藏象学说，就不要去管脏了，因为我们是学藏的。

李师兄：这个很关键啊，理不清就跑偏了。

秦师兄：把藏和脏分开来，就容易明白了。感谢师父！

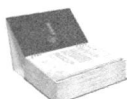

论长夏

师父：布置一个作业，脾属土，对应季节为长夏，请问长夏是哪几天？为什么这么对应？

张师弟：我认为长夏是夏季的前十天。

罗师兄：师父中午好！脾不主时，二季变换之间前后各十八天。是不是另外四行都有土的作用？有那个土在中的五行关系的味道？

高师兄：脾为孤脏，以灌四旁，即脾为中土，而长夏中一个大暑即为一年阳气的中分点，大暑转180度为大寒。大暑与大寒这条线是一年阳气的平分线。以大暑为节点的前后各18天。

罗师兄：一年按五分各有72天多。

师父：大家说的都很精彩！继续说，还没有剖析完整。

杨师姐：我觉得是最热时，即三伏最后一天。开始到立秋对吗？

高师兄：脾主四时，是说这36天均分在四季里？我长夏的天数可能记错了。

罗师兄：四季中两季首尾18天，合72天。我也没去查资料瞎推的。

师父：大家踊跃发言，不要怕说错。说错是好事，发散思维很重要。

杨师姐：师父，你讲的热极生冷，热极时升一阴。热发展到了极限而生一阴。热渐消而生凉，师父，热往上升，为何却会入大地而藏？

高师兄：长夏时段最湿，热被金气收敛而入土。

丁师姐：夏末秋初的15天。

师父：大家继续讨论。

赵师姐： 火生土，脾属中央，故脾在三伏。

高师兄： 此问题是关键以哪个时间点作长夏的中心点。以哪个点为中心点必须要给出内在道理。

高师兄： 我认为脾土为中，而一年阳气之平分中点在大暑，故以大暑前后各多少天为长夏。或18天或72天？按道理应该前后各36天，这样算把一年平分五季了。

秦师弟： 我从庄稼这个角度说下我自己的理解，长夏是夏季最后一段时间，完了就是立秋，长夏五行属土，土曰稼穑，体现了生化这个作用。五化，生长化收藏。春夏这两季，谷物都在生长，但并未结出丰硕果实，但到了长夏这个季节阳光特别充足，植物光合作用特别强，对植物特别补，植物大量储存的营养，才形成了果实，为秋天"藏"谷物秋收打下坚实的基础。具有五行"土"的性质，决定了稼穑这个农事活动能否成功。时间在立秋以前，具体几天我不知道。

罗安师兄： 我小时候那个时候拉肚子拉了好久。

高师兄： 长夏病土。

罗安师兄： 是的，记忆犹新。

李师兄： 两种说法都有，在内经中都有论述，按木火土金水五行模式，土于火后，主长夏，阴历六月一个月，按土枢五行，脾主土无专时，寄于四季之末，各18天。

师父： 拙远不拙！答案就是师兄所说的。但是，为何如此？为什么答案是这样的呢？这个问题就是引出今天讲课的内容。中土五行在中医学中的应用。

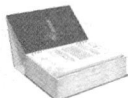

针药并用消肿瘤

师父： 海藻15g，昆布15g，陈皮15g，青皮10g，浙贝母（碎）10g，川芎10g，当归10g，连翘10g，法半夏（碎）15g，胆南星（碎）10g，枳实10g，茯苓10g，独活10g，生牡蛎（碎）30g，白芥子（碎）10g，夏枯草15g，生鸡内金（碎）15g，生甘草10g，三棱10g，莪术10g，鳖甲（碎）10g，甘参15g，穿山甲6g。

大家看看这个方，效果很好。病人今天来复诊。拳头大的肿瘤，吃了45剂，变成鹌鹑蛋大。给他针灸了肩井。他第一次来时，耳朵下面几乎有拳头大肿瘤。现在看起来不明显了吧。

刘丽红： 师父，这里面的穿山甲也是用盐炒的吗？

师父： 是啊。

赵朝群： 抄下来了，师父针肩井穴何意？

师父： 肩井能治疗上部肿瘤。

罗安： 师父，那中部、下部呢？

师父： 下部用丰隆配阴陵泉，中部用脾俞配膈俞，不过也要辨证。病人舌苔白腻，舌质偏暗，脉象滑。自觉精神不振，昏昏欲睡。但是晚上又睡觉不好。

另外，肿瘤在皮部，不太深的，可以用针灸围刺，中间用火针。

一般有明显效果的病案我才敢分享给大家，怕自己误人子弟，所以要有病案佐证。这个病人是一师兄介绍过来的，他就在本群，由于他诊所生意很好，加上他年纪大了，玩微信少，所以很少在群里发言。

朱华： 师父，方中胆南星是生的或是制的？左边那个是什么？

师父： 制的，左边是法半夏。

朱华： 谢谢师父！

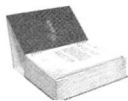

黄芪建中汤合阳和汤治疗全身脂肪瘤

师父： 生白芍20g，桂枝10g，炙甘草10g，生姜10g，大枣6枚，麦芽糖30g，黄芪30g，炒白芥子（碎）10g，肉桂（研末分吞）3g，炮姜炭3g，鹿角胶10g，麻黄3g，熟地黄30g，炒白扁豆（碎）10g，炒山药10g。

这个方子，患者吃了效果很好。之前湖北省名医都看过了，基本无效。

大家看看是治什么的？大家讨论一下这个方子，然后我把他的所有情况和之前名医开过的方子以及效果反馈给大家。有没有人能看出这个单子是由哪几个方子组成？然后大家再想想，会是治什么的呢？病人会有哪些临床表现呢？

官旭东：是黄芪建中汤吗？有什么症状呢？您的方子不好理解，为什么这样用药呢？要么有皮肤病？

师父：大家仔细想想。

秦荣江：师父，这个方主治脾肾阳虚、寒凝痰瘀证，也不知对不对？

师父：前几天我给你讲过阳和汤，看来没有白讲啊！此人就是脾肾阳虚之寒痰凝滞，此方就是用黄芪建中汤合阳和汤加味而成。

官旭东：师父，寒痰凝滞症状可讲一下吗？

师父：此人脉缓，全身长满小脂肪瘤，2年之内，瘦了40斤，长期脐周痛，便溏。

高文旭：师父用麻黄是对付这个小脂肪瘤的？

师父：是的！阳和汤由熟地黄、肉桂、麻黄、鹿角胶、白芥子、姜炭、生甘草熬制而成，具有温阳补血、化痰通络的功效，主治阴疽。阴疽多由素体阳虚，营血不足，寒凝湿滞，痹阻于肌肉、筋骨、血脉所致，故局部或全身见一系列虚寒表现。如兼气虚不足，可加党参、黄芪等补气之品效果更佳。阴疽多由素体阳虚，营血不足，寒凝湿滞，痹阻于肌肉、筋骨、血脉所致，故局部或全身见一系列虚寒表现。治宜温阳补血，化痰通络。方中重用熟地黄滋补阴血，填精益髓；配以血肉有情之鹿角胶，补肾助阳，益精养血，两者合用，温阳养血，以治其本，共为君药。少佐于麻黄，宣通经络，与诸温和药配合，可以开越腠里，散寒结，引阳气由里达表，通行周身。甘草生用为使，解毒而调诸药。综观全方，补血与温阳并用，化痰与通络相伍，益精气，扶阳气，化寒凝，通经络，温阳补血与治本，化痰通络以治标。用于阴疽，犹如离照当空，阴霾自散，故以"阳和"名之。主治阴疽。漫肿无头，皮色不变，酸痛无热，口中不渴，舌淡苔白，脉沉细或迟细。或贴骨疽、脱疽、流注、痰核、鹤膝风等属于阴寒证者。

以"黄芪建中汤"命名的方剂有5首，流传最广的一首，载于《金匮要略·

血痹虚劳病脉证治》。本方以黄芪、大枣、甘草补脾益气，桂枝、生姜温阳散寒，白芍缓急止痛，饴糖补脾缓急。重在温养脾胃，是治疗虚寒性胃痛的主方。用于气虚里寒，腹中拘急疼痛，喜温熨，自汗，脉虚。

著有《温热论》的清代著名中医温病大家叶天士为黄芪建中汤治虚劳提出具体指征：①久病消瘦；②胃纳不佳，时寒时热，喘促短气，容易汗出；③脉虚无力；④有操劳过度史；⑤阴虚内热者忌用。

该患曾多处延医，或用参苓白术散，或用香砂六君丸，或用香砂六君丸加附子、干姜治疗，或不效，或疗效不显。

高文旭：师父不是说对症下药吗？他们辨证也对，为什么治不好？

师父：他们算辨证的正确，但是方子没有下对，没有下精准，所以效果是不理想的。

高文旭：师父为啥不用附子？

师父：附子，脾肾阳虚也能用啊！但是请大家注意，我开的这个方子是经方。黄芪建中汤和阳和汤这都是经典的方剂，这两个方剂里面没有附子，而且他们对症对的非常好，所以我没有必要再画蛇添足。

高文旭：感恩师父！

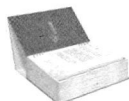

针药并用治愈皮肤顽疾

王某，男，60岁，湖北汉川庙头镇人，2016年5月20日初诊。

主诉：全身瘙痒，头部为甚两年，加重半年。

现病史：患者自诉两年前全身瘙痒，经西医诊断为结节性痒疹，予以中西医各种治疗，均告无效，又往返求治于全国各大医院皮肤病专科亦无效，经人介绍到武汉市张胜兵中医科诊所就诊。愚观其全身溃烂，头部尤甚，满头流败水，奇痒无比，头发一根不剩，全身布满结节，纳可，便秘，舌暗苔白腻，脉滑涩。其自诉近一年来因痒甚而未睡好一整晚，每次睡10分钟左右即被痒醒。由于头部流水严重，只能用好纸巾放置于枕头之上。因不堪病魔折磨，多次有自杀念头，自诉如果此次不能治好，打算回家安排后事，不再接受任何治疗。愚深感责任重大，救死扶伤本为医生职责，为增强患者信心，愚告之3个月内即可根治。其曰，若能治好，乃救他一命，必送锦旗致谢。

此人湿瘀胶结，三焦不能宣通，须从整体论之，流败水，苔白腻，脉滑为湿；久病必瘀，结节，舌暗，脉涩为瘀；大便不通，则三焦不得宣通，湿瘀无所去，故久治不愈。若用常规皮肤病思路治疗此人，必定无效，祛湿、化瘀、宣通三者缺一不可！遂愚以除湿胃苓汤、桃红四物汤、大承气汤三方合而加减治疗之，方如下。

苍术（炒）15g，厚朴15g，陈皮15g，猪苓15g，泽泻15g，茯苓15g，生白术15g，滑石30g，薏苡仁30g，土茯苓30g，防风10g，山栀子10g，连翘10g，木通6g，肉桂3g，甘草5g，桃仁10g，红花10g，赤芍10g，当归10g，生地黄10g，川芎10g，丹参30g，枳实10g，大黄（后下）10g，芒硝（冲）10g。

期间为其针灸过几次，针方如下。

取穴：丰隆、阴陵泉、脾俞、曲池、委中、血海、膈俞、百虫窝、天枢、大肠俞、支沟。

针方解：丰隆、阴陵泉、脾俞、曲池、委中相当于除湿胃苓汤；血海、膈俞相当于桃红四物汤；天枢、大肠俞、支沟相当于大承气汤；百虫窝为治疗皮肤病经外奇穴之特效穴，此穴刺络拔罐放血。

患者服药1个月后，好了八成，继续服用1个月，头发茂密，精神焕发，感激不尽，其痊愈仅用了2个月时间。期间在这个基本方上调整过几次，比如，便秘愈，去掉大黄、芒硝；结节愈，去掉连翘；头部流水愈，去掉薏苡仁、土茯苓等。有必要说明一下，除湿胃苓汤里面的白术是炒白术，这里用的生白术，盖因其便秘之故，炒白术止泻，生白术通便；另外，除湿胃苓汤滑石为10g，这里用30g，配甘草5g，乃取六一散意，以配合大承气汤利下焦而使三焦宣通，从而使邪从二便走。先贤留下来的方是死方，但临证之时，切不可不变通，辨证论治才是中医的核心思想，若墨守成方不知变通，难免东施效颦！

后来患者送来锦旗一面，上书"医德传四海，医术克顽疾"。

结节性痒疹（prurigo nodularis）又称结节性苔藓（lichen nodularis），是一种以剧痒结节为特征的慢性皮肤病，多见于成年女性。本病与中医学文献中记载的"马疥"相类似。如《诸病源候论·疥候》记载："马疥者，皮肉隐嶙起作根，搔之不知痛。"赵炳南老医生称本病为"顽湿聚结"。

发病原因，西医认为病因尚未明确，患者多为过敏体质与蚊白蛉等昆虫叮咬有关，新陈代谢异常，胃肠功能失调，内分泌功能紊乱，也就是可能与本病有关。

中医学认为本病是内蕴，复感外界风毒，致使湿邪风毒凝聚，经络阻隔，气血凝滞，形成结节作痒或毒虫叮咬，毒汁内侵为患所致。

发病机制：角化过度，棘层肥厚，表皮突向下，呈不规则增生形成假上皮瘤状，真皮血管扩张水肿血管周围有淋巴细胞组织、细胞质、肥大细胞和嗜酸性粒细胞浸润，表皮和真皮间有粗大结缔组织形成的硬化现象，结节的边缘或中央有明显的神经组织增生。

临床表现：①多见于成年人，尤以成年女性为多，多有昆虫叮咬史。②好发于四肢伸侧，尤以小腿伸侧为多，其他部位亦可发生。③阵发性剧烈瘙痒，尤以夜间或情绪紧张时为甚。④基本损害为散在分布的黄豆至樱桃大皮色褐红或褐色表面光滑的坚实结节。继之因搔抓致结节表面粗糙，皮质增厚或呈疣状，发生苔藓样变。常因搔抓而致出血和结痂等。⑤病程慢性，有的长期不愈。

初期为针帽至米粒大的丘疹，逐渐增大成为绿豆至黄豆大、半球形、坚实隆起皮肤表面的丘疹与结节，呈褐色或灰褐色，皮损局部常有难忍的瘙痒，患者除了搔抓外还采用掐、抠甚至破坏的方式使局部产生疼痛而使瘙痒暂时得到缓解，因此在结节表面常可见到剥蚀，手足背数目多少不等，彼此孤立不相融合，病程慢性。

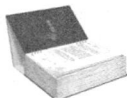

失眠方解析

下面分享成功治愈顽固性失眠2例的处方。

> 处方：①五味子10g，法半夏15g，茯神15g，枳实10g，陈皮15g，怀牛膝20g，生地黄30g，丹参30g，熟地黄30g，灵磁石30g，生龙骨30g，生牡蛎30g，黄连6g，石菖蒲10g。②合欢皮30g，首乌藤30g，茯神30g，酸枣仁30g，远志10g，龙齿30g，丹参30g，五味子10g，生地黄30g，续断20g，磁石30g，生龙骨30g，生牡蛎30g，龙眼肉10g。

师父：这两个方子均由酸枣仁汤化裁而来，现讲解如下。

酸枣仁汤是由酸枣仁、茯苓、知母、川芎和甘草组合熬制而成，具有养血安神和清热除烦等之功效。

功用：养血安神，清热除烦。

主治：肝血不足，虚烦不眠证。失眠心悸，虚烦不安，头目眩晕，夜间盗汗，咽干口燥，舌红，脉弦细。

方解：本证由于肝血不足，虚热内扰所致。肝藏魂，内寄相火，肝血虚则魂不安，虚火扰心则神不宁，故出现虚烦不得眠、心悸；虚阳上扰，故头目眩晕；虚热迫津外泄，故夜间盗汗；咽干口燥，脉细弦或数，为阴虚内热之象。本方酸枣仁养血补肝，宁心安神；茯苓宁心安神；知母滋阴清热；川芎调气疏肝；生甘草清热和中。

现代应用：现代常化裁运用于治疗神经衰弱、神经官能症、更年期综合征等，属肝血不足，心神不安者。

加减：如果睡眠时惊醒，心悸梦多，舌淡，脉弦细者，可加入龙齿20g，人参10g；如果心烦躁较甚者，可加入川黄连6g，栀子8g；血虚甚者，应加入当归12g，龙眼肉10g；阴虚火旺甚者，应加入生地黄15g，麦冬10g；盗汗者，加入五味子8g，浮小麦12g，煅牡蛎20g。

出处：《金匮要略》。

组成：知母、茯苓、川芎、甘草、酸枣仁。

方歌：酸枣仁汤治失眠，川芎知草茯苓煎，养血除烦清虚热，安然入睡梦乡甜。

临床应用：①用本方治疗神经衰弱、不眠症、嗜眠症、健忘症、惊悸、神经症、巴塞杜氏病等。②临床以虚烦不眠、心悸盗汗、头目眩晕为使用依据。

温胆汤：中医方剂名。为祛痰剂，具有理气化痰、和胃利胆之功效。主治胆郁痰扰证。胆怯易惊，头眩心悸，心烦不眠，夜多异梦；或呕恶呃逆，眩晕，癫痫。苔白腻，脉弦滑。临床常用于治疗神经官能症、急慢性胃炎、消化性溃疡、慢性支气管炎、梅尼埃病、更年期综合征、癫痫等属胆郁痰扰者。《温胆汤》为《难病奇方系列丛书》之一，书中分上、中、下三篇对温胆汤的理论研究、临床研究、实验研究进行了分别论述。所述内容博古论今、翔实精准，提供给经方研究领域以宝贵的信息，也是临床中医工作者的重要参考书。

歌诀：温胆夏茹枳陈助，佐以茯草姜枣煮，理气化痰利胆胃，胆郁痰扰诸证除。

用量：半夏（汤洗七次）、竹茹、枳实（麸炒，去瓤）各60g，陈皮90g，甘草（炙）30g，茯苓45g。

用法：上锉为散。每服12g，水一盏半，加生姜5片，大枣1枚，煎七分，去滓，食前服。现代用法：加生姜5片，大枣1枚，水煎服，用量按原方比例酌减。

方义：本方证多因素体胆气不足，复由情志不遂，胆失疏泄，气郁生痰，痰浊内扰，胆胃不和所致。胆为清净之府，性喜宁谧而恶烦扰。若胆为邪扰，失其宁谧，则胆怯易惊、心烦不眠、夜多异梦、惊悸不安；胆胃不和，胃失和降，则呕吐痰涎或呃逆、心悸；痰蒙清窍，则可发为眩晕，甚至癫痫。治宜理气化痰，和胃利胆。方中半夏辛温，燥湿化痰，和胃止呕，为君药。臣以竹茹，取其甘而微寒，清热化痰，除烦止呕。半夏与竹茹相伍，一温一凉，化痰和胃，止呕除烦之功备。陈皮辛苦温，理气行滞，燥湿化痰；枳实辛苦微寒，降气导滞，消痰除痞。陈皮与枳实相合，亦为一温一凉，而理气化痰之力增。佐以茯苓，健脾渗湿，以杜生痰之源；煎加生姜、大枣调和脾胃，且生姜兼制半夏毒性。以甘草为使，调和诸药。

运用：本方为治疗胆郁痰扰所致不眠、惊悸、呕吐及眩晕、癫痫的常用方。临床应用以心烦，眩悸呕恶，苔白腻，脉弦滑为辨证要点。

加减化裁：若心热烦甚者，加黄连、山栀子、淡豆豉以清热除烦；失眠者，加琥珀粉、远志以宁心安神；惊悸者，加珍珠母、生牡蛎、生龙齿以重镇定惊；呕吐呃逆者，酌加紫苏叶或梗、枇杷叶、旋覆花以降逆止呕；眩晕，可加天麻、钩藤以平肝息风；癫痫抽搐，可加胆星、钩藤、全蝎以息风止痉。

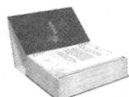

膺胜堂弟子奇效病案集

◀◀◀ 针药并用治疗不孕症

陈某，女，36岁，2016年9月7日初诊。

主诉：婚久不孕10余年。

病史：婚后夫妻同居10年未避孕至今未怀孕，平素没有慢性疾病，4年前曾经进行两次人工授孕未成功。形体偏瘦，面色无华，唇色暗红。月经初潮13岁，月经经期4~5天，周期25~32天，末次月经2016年8月15日，月经量中等，色暗红，有血块，经期小腹疼痛，痛甚需要服用止痛药，喜按。经前乳房胀痛、头痛，部位不固定，烦躁，易怒，口苦，偶有口腔溃疡。经期腰痛腿软，乏力。平素带下正常，睡眠欠安，纳呆，二便正常，舌红苔薄白，舌边有瘀点，脉弦涩，双侧尺沉。

证候分析：情志不舒，脾胃虚弱，生化不足，肾精不足，血瘀内停，冲任受阻故不孕。

> 处方：①柴胡10g，郁金10g，牡丹皮10g，玫瑰花10g，炒白芍10g，炒白术10g，当归15g，合欢皮10g，白蒺藜10g，小茴香6g，川牛膝10g，泽兰10g，益母草10g，香附10g，川芎6g，白芷6g，蒲黄、五灵脂各10g。②菟丝子15g，肉苁蓉10g，蛇床子15g，女贞子10g，墨旱莲10g，肉桂3g，郁金10g，阿胶15g，续断10g，柴胡10g，枸杞子10g，酸枣仁10g。

其中，处方①应用5周，处方②应用2周。

针灸处方：三阴交、足三里、太冲、太溪、复溜、关元、气海、中级、归来、子宫、阴廉、肝俞、肾俞、膈俞等，经期前后一周，各针2～4次。

预后：诊后2016.10.08经来，于2016.11.12验孕阳性，正常受孕，继服安胎药。

（美国纽约　张译之）

◀◀◀ 半夏泻心汤的神奇妙用

【病案1】卢先生，41岁，患者断断续续发作胸前区疼痛，伴有胸闷心悸，腹胀口干口苦，舌质稍红苔黄厚腻而干，脉滑稍数而有力。诊断为痰热扰心的痹证。

西医检查：患者就诊当天曾在武昌医院做心电图示冠状动脉缺血，频发性房性期前收缩。嘱住院治疗。

刻诊：血压90/55mmHg，心率78次/分，听诊每分钟期前收缩达13次之多。

因本人曾多次治类似患者，故本人立马给予患者中西医结合治疗。

西医：输液两组，第一组香丹注射液20ml；第二组盐酸川芎嗪2ml，4支。

中医治疗：半夏泻心汤。半夏15g，黄芩12g，黄连6g，干姜10g，党参12g，炙甘草6g，大枣4枚。立即煎服。

患者在输液中途饮用中药，输液完毕患者自觉近段时间从未有过的舒服。

第二天患者再次来诊，听诊，心律整齐，没有一次期前收缩。再次按前日方法处理，并煎3剂中药嘱患者带在路上饮用，并反复强调如病情再发作一定相告。截至目前未接到患者电话。

其实能够一天治愈每分钟13次期前收缩的关键是中药半夏泻心汤，因为患者之所以会出现频发期前收缩等症状，是其体内多重因素作用的结果，半夏泻心汤对患者有很好的调整作用，消除了多种致病因素，所以每分钟13次期前收缩一日治愈绝不是神话。

【病案2】黄先生，48岁。在同济医院诊断为胆总管癌。2017年1月19日在同济住院行胆总管引流术，1月26日晚9时半电话相告：腹胀呕吐，一天呕吐16次之多，不思也不能进食。

闻之病情后本医马上问诊知其不仅腹胀，而且口干口苦，脘腹痞满，嘱其手机传照片见其舌苔黄腻稍干。

> 处方：法半夏15g，黄芩10g，黄连6g，党参10g，干姜10g，炙甘草6g，大枣4枚。3剂。嘱其明日一早抓药。

第二天下午6时左右，患者家属诉只服药1剂，呕吐停止，腹胀减轻，能少量服稀饭。

此患者目前仍由本医电话指导治疗。现黄疸全退，每餐进食30g左右，已停用一切药物。本医嘱如有不适，电话相告。

以上两例患者本医均用半夏泻心汤治疗，疗效奇好，在此特向各位同仁推荐。

半夏泻心汤虽好，但一定掌握适应证，即辨证施治，寒湿证、虚寒证、痰湿证禁用。

（湖北武昌　官旭东）

◀◀◀ 鼻窦囊肿治验

患者，陈某，男，14岁，学生。

主诉：头痛2个月，加重5天就诊。

病史：自诉2个月前感头痛，因父母外出务工，一直未诊，近5天头痛加剧，眉棱骨痛如裂，告知其父母，其母急返回，来我处就诊。见其用手按头，精神疲惫面色晦暗，时有呻吟，自诉头痛，眉棱骨痛，无鼻塞流涕，无呕吐，无抽搐。查体：眉棱骨内侧压痛，舌质淡暗红，苔腻，脉沉弦，诊断：头痛（痰浊瘀滞型）。建议做鼻窦CT成套（水平位），CT提示：右侧额窦黏膜下囊肿。西医建议转上级医院手术治疗，其母考虑自己假期有限，小孩耽误学习，咨询本人意见，我建议服用恩师张胜兵方"二龙洗珠攻癌汤"2个月后复查CT，其母接受建议。

处方：二龙洗珠攻癌汤加减。天龙（守宫）6g，生龙骨30g，洗昆布30g，炮甲珠6g，牡蛎30g，生鳖甲30g，生鸡内金15g，生山楂15g，浙贝母15g，北沙参15g，玄参10g，杏仁10g，夏枯草15g，当归10g，山慈菇15g，制首乌15g，胆南星6g，藿香10g，广木香10g，红花10g，丹参30g，半枝莲15g，黄药子10g，蜈蚣2条，枸杞子30g，炒白术15g，土茯苓30g，海蛤粉30g，蔓荆子10g，白芷8g，炒五仙（详见本书五仙散）各10g，人参6g，黄芪15g。

服药1周患者面色红润，食欲好转，后守方小有变动，2个月后复查CT，额黏膜下囊肿消失。

卢鹏：分享一例病案，用师父二龙洗珠攻癌汤方加减治愈一例鼻窦囊肿。眉棱骨痛加白芷引经，鼻塞加辛夷、苍耳子、防风。

师父：二龙洗珠攻癌汤。天龙（守宫）6g，生龙骨30g，洗昆布30g，炮甲珠6g，生牡蛎30g，生鳖甲30g，生鸡内金15g，生山楂15g，浙贝母15g，北沙参15g，玄参10g，杏仁10g，夏枯草15g，当归10g，山慈菇15g，制首乌15g，胆南星6g，藿香10g，广木香10g，藏红花1g（或红花10g），丹参30g，半枝莲15g，黄药子10g，蜈蚣2条，枸杞子30g，炒白术15g，土茯苓30g，海蛤粉30g。

治正气尚足，痰瘀胶结之各种包块、癥瘕、瘿瘤瘰疬、脂肪瘤、囊肿、肌瘤、肿瘤、癌症等。

头面部加蔓荆子10g。

左上肢加桂枝10g。

右上肢加桑枝10g。

胸肺部加全瓜蒌15g，桑白皮10g。

胃肠部加法半夏10g，粳米10g。

肝胁部加柴胡10g。

少腹部加小茴香6g。

下肢部加川牛膝10g。

皮肤部加蝉蜕6g。

骨头部加补骨脂10g，骨碎补10g。

正气不足者加人参10g，灵芝10g，黄芪30g，或先补正气，再用此方。

脾胃虚弱者加炒五仙各10g，或先健脾胃，再用此方。

夜寐不宁者加柏子仁15g，酸枣仁30g，茯神15g，首乌藤30g。

便溏者加炒山药15g，炒白扁豆10g。

（江西 卢 鹏）

◀◀◀ 头痛治验

杨某，女，49岁。

主诉：头痛20余年。

病史：该患者头痛20余年，四处求医无效，今日来我处就医。现头顶痛，有时候眉毛处痛，以前太阳穴两边也痛过，现在太阳穴处不痛了，可以闻香臭，累了感觉呼吸费力，不很严重，头胀痛，疼厉害时想吐，不怕冷，月经2个月未来，脉左紧、右弱细。

针百会，昆仑，足临泣，太冲。

第一次处方：天麻10g，钩藤（后下）12g，石决明18g，栀子9g，黄芩9g，川牛膝12g，杜仲9g，益母草9g，桑寄生9g，茯苓9g，首乌藤9g，白芷15g，葛根10g，甘草6g。服药2剂，效果不佳，恰值月经期，停药。

经期后，二次更方：天麻20g，钩藤（后下）10g，石决明20g，栀子10g，黄芩10g，川牛膝10g，杜仲10g，益母草10g，桑寄生20g，茯苓10g，首乌藤

10g，白芷20g，葛根30g，吴茱萸6g，藁本10g，蔓荆子10g，甘草6g。

服药6剂，症状改善。因下午洗了一下头，晚上又疼得厉害。中药不变，针灸百会、太冲、足临泣、昆仑，第二天好多了，嘱其莫食生冷的食物，服药20余剂，头疼遂愈。

（四川广安　刘有财）

◀◀◀ 月经病治验

【病案1】闭经病案，首诊即愈。

朱某，女，36岁。

主诉：闭经10年。

病史：患者10年前人流手术后，逐渐闭经，伴身体肥胖，靠吃黄体酮催经，停药即停，形成生理性依赖，吃黄体酮即来月经，不吃不来。2016年4月30日，来庸胜堂就诊，经过针灸治疗后，5月10日来月经，持续针灸1个月后体重减轻10斤，6月份月经未至，加用中药，二便调，纳佳，睡眠差，伴随肥胖10年，白带黄。舌胖淡，脉滑。

诊断：痰湿阻胞宫闭经。

治法：祛痰除湿。

处方：苍术20g，香附20g，陈皮15g，南星10g，枳壳10g，半夏10g，川芎10g，滑石40g，白茯苓15g，神曲10g，荷叶30g，生山楂30g，决明子15g，泽泻15g，石菖蒲10g，薏苡仁30g，夏枯草15g，海藻15g，车前草15g，玉米须20g，茯苓15g，桑叶10g。

预后：6剂而愈，至今正常。

【病案2】闭经奇效病案。

何某，女，28岁。

就诊时间：2017年1月16日。

主诉：闭经2个月余。

病史：患者末次月经行于2016年10月10日到10月15日，平素感觉不怕冷，但是手脚冰凉，喜欢吃热的，但是工作环境常吃生冷，穿袜子、热水袋敷脚睡觉，胃口超级好，睡眠佳，喜欢吃油腻辛辣，3~5天1次大便，甚至有时10天解1次大便，便溏，有便不尽之感，小便少、黄，不夜起，14岁初潮，行经4~6天，21岁育一儿子，无人流史，经期时，时有血块，无胸胀，无小腹痛，有乙肝病史，2015年做过阑尾炎手术，曾宫颈糜烂，激光治愈，舌下少许瘀络，苔薄白，根部稍薄黄，整体稍暗紫，舌尖有凹陷，中有小斜横裂纹，脉左寸举滑关举滑尺按滑，右寸举滑关举滑尺按滑。

诊断：痰湿瘀阻于胞宫。

治法：导痰除湿。

处方：香附15g，木香10g，厚朴15g，苍术15g，枳实10g，炒白术15g，茯苓15g，胆南星10g，川芎10g，炒王不留30g，益母草30g，鸡血藤30g，川牛膝20g，小茴香6g，乌药10g，干姜10g，滑石30g，甘草5g，琥珀粉（分吞）10g。

预后：1剂而愈。

（重庆　李克玉）

【病案3】代某，女，28岁。

主诉：月经推迟10余天，十四年，加重半年。

现病史：患者自诉自初潮始月经量少，伴痛经，观其体胖，舌苔白腻，脉滑涩。此乃痰湿困体，胞宫瘀阻。治宜化痰祛湿，活血通经。

处方：苍术15g，香附15g，法半夏15g，茯苓15g，陈皮15g，枳实10g，白芥子10g，胆南星10g，滑石30g，甘草5g，川芎10g，延胡索10g，益母草30g，续断15g，桃仁10g，炒王不留行30g。

患者服用此方十五剂，月经准时而至，至今未发。

（湖北宜昌　施忠亮）

◀◀◀ 痛证治验

【病案1】寒凝腹痛案。

王某，女，40岁。2017年2月27日晚初诊。

主诉：小腹胀痛，前后二阴坠胀痛难忍。

病史：下午6时小腹微痛，到晚上9时起床上厕所受凉加重，前后二阴坠胀疼痛难忍。伴四肢厥冷，寒战，欲死，饮食正常，二便调，经带正常，脉迟微。舌质淡白，苔薄白。

诊断：急腹痛。

证型：寒凝气滞。

治法：温经散寒，理气止痛。

灸方：百会，中脘，气海，关元，八髎，涌泉。针足三里，三阴交。

晚上12时多患者自诉疼痛已缓解，就回家休息。

28日一早复诊：患者全身疼痛，低热，口干咽燥，体温27.6℃，脉浮迟。新加汤1剂而愈。

> 处方：桂枝15g，白芍20g，炙甘草10g，大枣4枚，生姜20g，党参15g。水煎服。

【病案2】腰腿痛医案。

某男，41岁，江西人，在福州连江打工。2017年2月16日初诊。

主诉：腰腿疼痛15余年，加重1个月余。

病史：该患者15年前腰部受伤，涂红花油后自觉好转，1年多后经常出现腰痛，到当地医院检查，诊断为腰椎间盘突出，经理疗按摩、药物治疗（具体用药不详），只能缓解疼痛，后发展为腿疼。1个多月前左腿膝关节疼痛加重，伴麻木酸楚无力，诊见舌质紫边有瘀点，苔薄白；脉沉虚缓涩尺弱，左侧明显。

诊断：腰腿痛。

证型：气血肝肾不足，瘀血风湿阻络。

西医病名：腰椎间盘出，骨质增生，坐骨神经痛。

治法：调补气血肝肾，活血化瘀，祛风除湿，通络止痛。

处方：鸡血藤30g，续断15g，桑寄生15g，怀牛膝15g，当归15g，威灵仙15g，老鹳草20g，黄芪15g，乳香、没药各9g，桂枝10g，白芍15g，生姜15g，大枣4大枚，白龙须3g。6剂，水煎服。

针灸手法：取腰眼、环跳、居髎、环中、委中、合阳（合阳这个穴位有约5cm×4cm的一个结），每日针刺手法一次。

预后：合阳穴处手法松解了3次，已有明显效果，患者感觉疼痛一次比一次减轻。经针药手法治疗3天，患者自诉腰腿疼、膝麻酸等诸症消失，自觉有力。

【病案3】小腿疼痛案。

杨某，男，47岁，2016年12月6日来诊，福州市马尾区公安员。

主诉：小腿胫骨外侧疼痛10年余。

病史：10余年前胫骨外侧疼痛，到福州省立医院检查，考虑腰椎间盘突出，做小针刀治疗术后，疼痛大减，连续治疗1个月余，服药不详。回来后就断续性疼痛，四处寻医治疗，只有缓解疼痛。几年后出现腰及上半身左侧向右侧偏，现已有8年余，胫骨外侧依旧疼痛，步行200米即疼痛难忍，坐下休息片刻才能继续行走。经朋友介绍到我处诊治，按查膀胱经肌腱紧硬，按之疼痛加剧，查合阳穴，腹股沟有明显结节按之疼痛，悬中、阳辅、光明穴有条索硬如弦，患肢左脚比右脚长约6cm。脉象如下表。

	寸	关	尺
左	寻稍弱	寻涩虚	按涩弱
右	寻实	寻虚	按虚

舌质紫稍红，苔微黄，二便、饮食、睡眠正常。

诊断：盆骨前下移位，椎体失稳。精血不足，经络失养，瘀阻经络气血。

治法：盆骨复位，松解膀胱经络及各处筋结。

中药：补精血，祛风湿，通经活络。

处方：凌波微步汤加减。威灵仙30g，路路通30g，鸡血藤30g，伸筋草30g，炒王不留30g，木瓜15g，独活10g，白芍30g，炙甘草15g，续断20g，菟丝子20g，何首乌30g，白术15g，茯苓15g，熟地黄30g，宽筋藤30g。6剂，煎水服。

手法处方：腹股沟，环跳，居髎，合阳，悬钟，阳辅。

针灸处方：环中，居髎，环跳，风市，阳陵泉，悬钟，委中，合阳，承筋，承山，飞扬。

二诊：疼痛减轻，原方继服6剂。

三诊：出现身痒，腰部奇痒，抓之流水。改用除湿胃苓汤合当归饮加减10剂。

2017年2月24日，患者自诉脚不痛了，按柔腹股沟筋结点还有点疼，手法巩固，七次痊愈。

（福建　叶明全）

◀◀◀ 小儿咳喘治验

患者，女，2岁半，2016年12月6日初诊。

主诉：咳嗽2个月，感冒加重3天。

病史：2个月前感冒流清涕，咳嗽之后咽痒有痰，近3天感冒发热39.5℃，咳嗽，四肢酸软无力，夜里有喘声，睡眠不佳，呼吸有痰鸣声，咳时不易，痰少咳吐不爽，咳久了有呕吐感口渴喜饮热饮，形寒怕冷，天冷或受寒易发，痰色白而多泡沫，舌苔白滑，脉弦紧。

诊断：冷哮证。

证型：外感内饮证。

治法：解表散寒，温肺化饮。

方剂：小青龙汤加减。麻黄5g，芍药5g，细辛1g，干姜3g，炙甘草3g，桂枝5g，五味子5g，半夏3g。1剂，3次分服。

12月7日复诊：咳嗽，怕冷，其他症状消失，舌苔白，脉浮。更方如下：芍药5g，细辛1g，干姜5g，炙甘草5g，桂枝5g，五味子5g，法半夏3g，杏仁6g，紫菀5g，白术6g，防风5g，荆芥5g。服后痊愈。

（重庆　周代容）

◄◄◄ 针药并用治疗痛经

李某，女，23岁，公务员，2016年11月9日初诊。

主诉：小腹疼痛难忍3个小时。

现病史：11月9日上班，下午3点半左右小腹少腹急痛，逐渐加重，疼痛难忍，不能站立，6时半左右送来我处就诊，观其形体瘦，面色苍白，唇淡青紫，舌质淡白，苔薄白，问其平素食少无味，好食辛辣，但食后胃肠难受，平素畏风寒，四肢不温，神疲乏力，少腹冰凉，不渴，喜热饮，小便正常，大便溏，问其少腹从来没痛过，今天早起上班，时遇气温下降，少穿衣，刚好到生理期，经色黑暗有块状。脉左右三部沉弦紧。

诊断：痛经。

证型：脾肾阳虚，寒凝胞宫，气滞血瘀。

治法：益气温阳散寒，活血化瘀通络。

针灸处方：太冲、三阴交、足三里、天枢针用补法，血海强刺，关元、气海、中脘隔姜灸、神阙盐灸，各七壮。七壮艾灸做完，疼痛全消失，精神好转，再服中药1剂。

> 处方：附子理中丸合少腹逐瘀汤加减。生甘草10g，党参15g，浙白术15g，干姜10g，黑附片15g，川芎10g，当归10g，醋炙五灵脂10g，赤芍

15g，红花10g，蒲黄10g，小茴10g，肉桂（研末分吞）3g，炙延胡索15g，炙柴胡10g，枳壳10g，吴茱萸6g。

服药1剂后痊愈，至今未见痛经。

（广东湛江　秦荣江）

◀◀◀ 关节肿痛治验

邓某，女，20岁，2011年3月16日初诊。

主诉：四肢关节红肿热痛3年，加重6个月。

现病史：3年前因手足指小关节红肿热痛去医院就诊，医院诊断为类风湿性关节炎，经多方治疗无效，反而加重全身关节疼痛，近半年来吃止痛药也无效，行步艰难，腕踝关节红肿热痛加重，X线片，腕关节坏死，骨质腐烂。于2011年3月16日来我处治疗，四肢关节红肿热痛严重。全身关节僵直疼痛，畏寒恶风，喜温，体温38℃，无汗，口苦咽干，喜热饮，胃纳差，小便清，大便溏，经带正常，唇淡，舌质淡白，舌尖、舌边红点，舌苔白，脉沉滑数。

诊断：历节病。

证型：风寒湿痹郁而化热，痰瘀互结。

治法：祛风散寒，去湿化痰，滋补肝肾，益气活血，化瘀通络。

处方：独活寄生汤合麻黄汤加味。独活50g，桑寄生30g，秦艽10g，怀牛膝15g，细辛10g，川芎10g，当归10g，熟地黄30g，白芍60g，桂枝20g，茯苓15g，党参15g，炒杜仲30g，北防风10g，生甘草20g，麻黄15g，白术15g，黑附子15g，泽漆10g，露蜂房10g，浙贝母10g，威灵仙15g，十大功劳叶20g，黄芩15g，黄柏15g，知母15g，徐长卿10g，穿山龙50g，茜草30g，黑血藤50g，豨莶草10g，海风藤50g，制川乌、制草乌各10g，苍术20g，薏苡仁30g，白芥子10g，地龙10g，炒三仙各10g。

以上处方吃了1个月后，热退，肿消一半。去掉十大功劳叶、黄芩、黄柏、知母。6个月后去掉川乌、草乌。服1年后而愈。2014年出嫁，现在小孩一岁多了也没有复发，但是左手腕关节活动不灵了，因为坏死过了。想想也是六七年了，没痛过。

体会：独活寄生汤治疗痹证日久，肝肾气血亏虚型痹证疗效之高，我用这个汤20余年加减治愈历节病不计其数。

历节病，属西医学的风湿性关节炎、类风湿性关节炎、痛风范畴。

独活寄生汤出于《备急千金要方》。

组成：独活，桑寄生，秦艽，牛膝，细辛，川芎，当归，熟地黄，白芍，桂枝，茯苓，人参，杜仲，北防风，甘草。

功效：祛风湿，止痹痛，益肝肾，补气血。

主治：痹证日久，肝肾两亏，气血不足，症见腰膝冷痛、肢节屈伸不利、疲软气弱，或麻木不仁，畏寒喜温，舌淡苔白，脉象细弱。

加减：四肢掌指腕踝关节肿胀者，加泽漆、露蜂房、浙贝母、威灵仙；膝关节肿胀者，加土茯苓、车前子；有热者，去细辛、桂枝，加十大功劳叶、黄芩、黄柏、知母、徐长卿、穿山龙；有瘀者，加茜草、黑血藤；风重者，加豨莶草、海风藤；寒重者，加附子、川草乌；湿重者，加苍术、薏苡仁；痰重者，加白芥子、地龙；脾胃虚者，加白术、炒三仙。

（广东湛江　秦荣江）

◀◀◀ 耳聋治验

刘某，男，17岁，学生2017年1月10日初诊。

主诉：耳朵突然嗡嗡作响，听力下降。

诊断：患者体瘦，面部青春痘较多，食眠正常，小便较黄，舌红苔薄，舌两边有点刺，左手脉弦而有力，右手关部较弱。

诊断：突聋或暴聋。肝郁化火，上逆于耳。

针灸处方：听宫，足三里，阳陵泉，丘墟，太冲，中强刺激，针刺2次，听力基本正常，由于上学针刺不便，嘱其服用龙胆泻肝丸2盒善后，经反馈耳聋痊愈。

（河北 刘敦卫）

◀◀◀ 抑郁症治验

赖某，男，年龄38岁。

就诊时间：2016年9月6日。

主诉：呕吐、纳差多日。

病史：患者患抑郁症20多年，总是怀疑自己身体有毛病。曾诊断为慢性胃炎，所以一直失眠，靠吃安眠药入睡，最近又查出胃溃疡，现有干呕，汗多，心烦，大便溏，次数1～2次，胃胀满，吃不下饭，睡不安，欲哭，欲死。舌苔白腻，有齿印，根部稍黄，舌体偏暗紫，舌下有瘀络，左寸举滑关举滑尺按沉，右寸举滑关举滑尺按沉。

诊断：脾胃虚寒。

治法：降逆除虚寒。

> 处方：丁柿汤、吴茱萸汤、理中汤加减。吴茱萸10g，党参15g，附子9g，丁香9g，白术15g，柿蒂10g，干姜6g，白茯苓15g，怀小麦30g，醋香附10g，枳实10g，法半夏10g，炙甘草9g，苍术10g，神曲10g，川芎10g，生姜6片，大枣10枚。水煎服。

吃了1个月左右的中药，加配针灸、公孙、中脘、太冲、内关、劳宫、神门、大陵，针了半个月的针灸，每天晚上一次，睡眠慢慢地好转，吃得下饭，安眠药开始从2片减至不用，亦能入睡。

（广东 蔡 纯）

◀◀◀ 眩晕治验

患者，女，55岁，体胖。2017年2月8日初诊。

主诉：眩晕3天。

现病史：自诉从2017年2月6日起，连续3天早上起床坐起时，突感眼睛发黑眩晕，感觉天旋地转，四肢发软无力，随即倒下，稍躺片刻再坐起，眩晕减轻未倒，但头脑昏沉无疼痛，颈部困重，走路如踩棉花。最近几天常感腹部饱胀，腰腹寒冷，大便溏稀，小便多，无气逆呕吐现象，观其舌体胖大质淡，舌苔厚而白腻，舌面有瘀点，痰白多而黏稠，时有咳嗽，脉浮。患者10天前曾受寒感冒；有高血压病史，血压138/92mmHg。

诊断：痰湿困体，肝脾肾寒凝。

治法：温阳化饮。

处方：温氏奔豚汤。附子10g，枸杞子10g，菟丝子10g，补骨脂10g，淫羊藿10g，茯苓10g，泽泻10g，牛膝10g，紫石英30g，生龙骨30g，生牡蛎30g，山茱萸30g，山药30g，炙甘草10g，沉香3g，砂仁3g，肉桂（研末分吞）3g，红参（另煎冲服）10g。每日1剂，水煎二次，早晚各服一次，服时加适量食盐拌匀。

本方开3剂，患者2月8日晚服一次，第二天（9号）早上起床眩晕现象大减；2月9日晚煎第2剂服完一次，10号早上起床时眩晕消失，痰少咳止；服完第3剂药后，其他诸症正常，即愈。

（广西北海　朱　华）

◀◀◀ 一针即解偏头痛

本年春节前遇上一位60多岁的阿姨，她患偏头痛顽疾近30年，虽经多方求医问药疗效不显著，每逢工作和事务繁忙疲劳时，就会发作。发作起来头痛欲裂，头上头皮经常被自己手指抓破，十分痛苦。春节前她正好来我家做客，偏头痛发作，我用0.35mm×25mm的毫针，从传统的合谷穴抵近骨叉进针、捻针，10分钟后，她头部觉得轻松不少，头上像卸下了几十斤的重负。留针半小时后就完全不痛了，第二天再次巩固一针。现多次寻问恢复状况，其回复说已完全康复。

2017年元旦，在宜昌市同学孩子的婚宴上。偶遇一位50岁的男士，偏头痛发作，用如上针法，20分钟后该先生的偏头痛即得到解除，开始谈笑风生，酒桌上朋友们都露出了对针灸治疗针下痛止、立竿见影神奇疗效的赞叹。

（湖北武汉　田　奎）

◀◀◀ 针灸围刺显神功

腱鞘囊肿和脂肪瘤一直是困扰许多痰湿体质和瘀血体质患者的顽疾。西医主要通过手术摘除，费用虽不算太高，但这会给爱美的患者留下瘢痕，且后续是否会再次长出也是一个让人担心的问题。

本人曾先后治疗了4位患者（年轻男士2位，中年男、女各1位）。采用0.35mm×40mm的毫针，从患处四周进针，扎至腱鞘囊肿（脂肪瘤）基底座上，患处正中也扎上一针至骨面，留针30分钟。围刺1次，囊肿（脂肪瘤）就明显减小。这样连续扎针3～5次后，患处只留下了一个空囊组织。经过几个月的新陈代谢，囊肿（脂肪瘤）基本上消失殆尽了。这种针灸围刺治疗的方式，体现了针灸疗程短、痛苦少、安全有效的优势特点。

（湖北武汉　田　奎）

◀◀◀ "肠胃康五针"快速缓解宿酒不适

每逢节假日，总会出现一些饮酒过量者。酒醉为施行针灸的禁忌，主要因患者神志不清，施针易出现危险状况。不少饮酒过量者在酒醉过后的12～24小时，仍受不适症状困扰，如头重头晕、胃痛、胃酸、胃胀、呃逆、呕吐、四肢无力等。医者若在其神志完全清醒的状态下，施予"肠胃康五针"，一般都能快速缓解患者的不适症状。

"清气在下，则生飧泄；浊气在上，则生腹胀。"上中下焦气机不畅，气滞则痛。浊气不降，则呃逆呕吐，胃胀痛持续。可用0.35mm×50mm的毫针（可按患者手掌大小选长短合适的针），从左手合谷穴进针，通过手掌的阴面，针尖指向后溪穴方向，一次性贯通患者的上中下三焦之气。另外，在患者腿部的足三里上用0.35mm×50mm的毫针深度透穴，抵近胫骨厚度中心线附近。调动调节气血运行，快速修复肠胃不适。肠胃通降则顺，上述三针，患者一般都能快速舒缓不适。如遇气血反应慢的患者，还可以在其双手中指靠近手掌的指节上施对应针，用0.35mm×25mm的毫针从该指节的1/3处向指尖方向斜扎到骨面上，做到针感向指尖传递，一次留针40分钟以上。

通过上述"肠胃康五针"，接诊的5位酒醉后出现不适的患者，全部施针1次即快速缓解其头部和胃部不适症状。患者脸上气血明显上升，基本与平常无异。"肠胃康五针"可谓功不可没。

（湖北武汉　田　奎）

◀◀◀ 穴位敷贴验案4则

【病案1】朱某，男，3岁。

主诉：反复咳嗽半个月余伴喘息，以夜间为剧。

现病史：在儿童医院输液治疗12天，症状未见明显好转，停药2天症状似有加重，体温37.9℃，苔黄厚，肺部听诊可见明显哮鸣音。

诊断：喘息型支气管炎（毛支），支原体感染（？）。

治则：中西结合。①蒲公英2ml+阿奇霉素0.125g+野菊花2ml；②沙丁胺醇6mg+异丙嗪25mg+阿奇霉素0.25g+炎立消0.4g+利福平0.15g；③麻黄、杏仁、石膏、甘草、黄芩、地龙、川贝各0.5g，上药均研细用康复稀释液调匀，敷于透皮贴上。中药贴在肺俞，西药贴于膻中，水剂用于直肠给药，3天后喘息症状好转，5天好转非常明显，7天痊愈，后期配贞芪扶正调理，近一年未见复发。

【病案2】肖某，男，1岁。

主诉：腹泻1周余。

现病史：在湖北省妇幼保健院输液6天未见好转来诊。精神差，面色苍白，苔薄白，水样便，诊断秋季腹泻。

治疗：黄芩素铝胶囊0.8g，山莨菪碱5mg，双嘧达莫25mg，吴茱萸、葛根各0.5g，贴于神阙，麻黄、杏仁、百部、荆芥、防风各0.5g，研粉用稀释液调匀，敷于贴上，贴肺俞，黄连、大黄0.5g贴于足三里。

【病案3】李某，男，2岁。

主诉：咳嗽咳痰约3天。

现病史：自行购买了"消炎药"吃了不见好转来诊。舌苔薄白，流清涕。

诊断：支气管炎。①野菊花2ml+阿奇霉素0.125g+蛤青2ml，直肠给药；②沙丁胺醇6mg+异丙嗪2mg+阿奇霉素0.25g，研末用稀释液调匀，贴于膻中；③麻黄、杏仁、百部、荆芥、防风、地龙、半夏各0.5g，用稀释液调匀，贴于肺俞。贴20小时左右，4天患儿痊愈。

【病案4】谢某，男，9岁。

主诉：腹痛呕吐约1天，可能因受凉所致。

现病史：吃过一些药未见好转，时痛时不痛，痛时非常剧烈，查体舌苔薄白，咽微红，脐正中两侧压痛。

诊断：肠系膜淋巴结发炎。

治疗：①大黄、黄连各0.5g，用甘油调敷于足三里贴10小时；②黄芩素铝1.2g，山莨菪碱15mg，硝苯地平20mg，吴茱萸、葛根各0.5g，研末用稀释液调匀，贴于神阙；③麻黄、杏仁、百部、荆芥、防风各0.5g，调匀贴于肺俞，贴20小时以上，3天痊愈。

（湖北江夏　张　伟）

◀◀◀ **子宫肌瘤痊愈验案**

李某，女，46岁，2015年10月10日初诊。

主诉：小腹不适伴大小便不适1年，加重1个月。

现病史：患者自诉于1年前开始小腹不适伴大小便不适，并伴腰痛，经某医院诊断为直肠膨出并予以手术治疗，然而手术后症状并未改善，遂到我处就诊，怀疑为肿块压迫致大小便不畅，阴道手诊可触摸到一鸭蛋大肿物，嘱其做进一步检查，遂去大医院经B超检查，发现一个直径4cm大小的子宫肌瘤，观其体胖，乏力，舌紫黯苔白腻，脉沉细涩。此乃气虚血瘀，痰瘀胶结。治宜补气化瘀，化痰软坚。遂拟方如下。

> 黄芪30g，川牛膝10g，川断10g，益母草15g，炒王不留行15g，牡丹皮10g，丹参15g，桃仁10g，赤芍10g，当归10g，土鳖虫10g，三棱10g，莪术10g，法夏10g，胆南星10g，白芥子10g，桂枝10g，茯苓10g，陈皮10g，枳壳10g，香附10g，生牡蛎（先煎）30g，醋鳖甲（先煎）10g，浙贝母10g，生山楂15g，生鸡内金（研末分吞）15g。

上方服用1个月，子宫肌瘤大小缩至1cm，开中药丸剂继服，丸剂方如下。

> 全蝎100g，蜈蚣30条，土鳖虫100g，生牡蛎200g，醋鳖甲150g，浙贝母150g，三棱100g，莪术100g，法夏150g，胆南星100g，白芥子100g，茯苓100g，陈皮100g，丹参150g，桃仁100g，当归100g，香附100g，黄芪200g，炒神曲100g。

3个月后接到患者电话，经B超检查，小腹不适、大小便不适、腰部不适均消失，子宫肌瘤完全消失，随访至今未发。

（湖北潜江　匡记全）

◀◀◀ 乳腺癌治验

王某，女，53岁，黑龙江人。

主诉：乳腺疼痛1年。

病史：2014年无明显诱因，突感心口发闷，乳腺疼痛难忍，后背沉重，情绪低落，在当地医院诊断为乳腺癌中晚期。因拒绝手术，遂于民间四处求医，中西药治疗近1年的时间，未见效果。于2015年5月，经朋友介绍来诊。

辨证：肝气郁结，肝郁脾虚，痰瘀胶结。

拟方如下。

外敷：蛤蟆草（鲜）3颗，蒲公英（鲜）3颗，鲜蝎子10只，白矾（粉）20g，苦参（粉）15g。以上五味捣碎合并，用鸡蛋清调敷患处。

内服：蛤蟆草3颗。将蛤蟆草放入锅中水煮，水沸后打入鸡蛋2枚，蛋熟后吃蛋喝汤。

本方用1个月之后，症状减轻，疼痛感消失，心情也舒畅了，继续使用本方1年左右，经医院检查，仅为乳腺增生。

此方去蝎子，对乳腺增生患者有奇效。

（山东　高世村）

◀◀◀ 针药并用治愈乳腺增生

患者，女，47岁。

主诉：乳房胀痛2年，加重3个月。

现病史：患者自诉2年前乳房涨痛，伴胸肋胀痛，腰膝酸软，头晕耳鸣，颧红午后潮热，性情急，行经不畅，经西医检查为左侧乳房良性肿块3.5cm，舌红少苔，脉弦。

病史：季节性过敏性鼻炎。

家族史：父母胆固醇高。

此人肝肾阴虚，肝郁气滞，予以脐针配合方药治疗。

脐针：山泽+坤打枪，55分钟后，手诊肿块变小。连续治疗5次，肿块完全消失。

脐针卦意：采用山泽通气是输通、输送之意。山为高，为突出，为高耸。乳房的形状就是山的象形。同时山占有两个地支，一个寅时（肺），一个丑时（肝）。乳房绕肝经，所以山泽通气+打枪。

方药：熟地黄12g，山茱萸12g，干山药12g，牡丹皮9g，白茯苓9g，泽泻9g。3剂。

（加拿大　余玲娜）

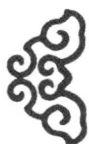

致　谢

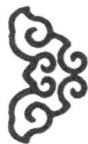

　　本书得以面世，前后用了近8年时间。早在2008年，我就开始着手筹备此书，并收集整理前辈们的临床经验，将自己微不足道的临床感悟也整理成册。本书手稿几经修改完善，陆续载于百草居中医论坛讲师板块，得到广大同道网友及前辈专家的认可，又经论坛版主王家祥老师推荐，得以出版与大家见面，在此向百草居中医论坛致敬，感谢这个中医平台，特别感谢版主王家祥老师的错爱与大力支持！

　　本人一直在基层临床工作，诊治疾病涉及内科、外科、妇科、儿科、五官科、骨科、男科等多个领域，治疗方法包含中医中药、针灸理疗、常见西药等多种手段。本书为《医门推敲》系列第二部，因篇幅有限未能述全，故接下来还会有第三部、第四部……本人虽资质有限，但诚心躬身临床第一线，愿毕生笔耕不辍，留些许不成熟之经验于世人，以慰平生。敬请大家关注为感！

　　特别说明： 本书原始手稿在论坛和网上的文章标题为《杏林探微——张胜兵临证心悟》《医学衷中参西录续——中医鬼谷子医经》。作者电话及微信：18771118080。

中国科学技术出版社医学分社图书书目

ISBN	书名	作者
名家名作		
978-7-5046-7359-6	朱良春精方治验实录	朱建平
978-7-5046-8287-1	柴松岩妇科思辨经验录：精华典藏版	滕秀香
978-7-5046-8136-2	印会河脏腑辨证带教录	徐远
978-7-5046-8137-9	印会河理法方药带教录	徐远
978-7-5046-7209-4	王光宇精准脉诊带教录	王光宇
978-7-5046-8064-8	王光宇诊治癌症带教录	王光宇
978-7-5046-7569-9	李济仁痹证通论	李济仁，仝小林
978-7-5046-8168-3	张秀勤全息经络刮痧美容（典藏版）	张秀勤
978-7-5046-9267-2	承淡安针灸师承录（典藏版）	承淡安
978-7-5046-9266-5	承淡安子午流注针法（典藏版）	承淡安
经典解读		
978-7-5046-9473-7	《内经》理论体系研究	雷顺群
978-7-5046-8124-9	新编《黄帝内经》通释	张湖德
978-7-5046-8691-6	灵枢经讲解——针法探秘	胥荣东
978-7-5046-7360-2	中医脉诊秘诀：脉诊一学就通的奥秘	张湖德，王仰宗
978-7-5046-9119-4	《医林改错》诸方医案集	甘文平
978-7-5046-8146-1	《醉花窗》医案白话讲记	孙洪彪，杨伦
978-7-5046-8265-9	重读《金匮》：三十年临证经方学验录	余泽运
978-7-5046-9163-7	《药性歌括四百味》白话讲记①	曾培杰
978-7-5046-9205-4	《药性歌括四百味》白话讲记②	曾培杰
978-7-5046-9277-1	《药性歌括四百味》白话讲记③	曾培杰
978-7-5046-9278-8	《药性歌括四百味》白话讲记④	曾培杰
978-7-5046-9526-0	《药性歌括四百味》白话讲记⑤	曾培杰
978-7-5046-9527-7	《药性歌括四百味》白话讲记⑥	曾培杰
978-7-5046-9528-4	《药性歌括四百味》白话讲记⑦	曾培杰

ISBN	书　名	作　者
978-7-5046-9529-1	《药性歌括四百味》白话讲记⑧	曾培杰
978-7-5046-9487-4	《药性歌括四百味》白话讲记⑨	曾培杰
978-7-5046-7515-6	病因赋白话讲记	曾培杰，陈创涛
978-7-5236-0013-9	《运气要诀》白话讲记	孙志文
978-7-5236-0189-1	《脾胃论》白话讲解	孙志文
临证经验（方药）		
978-7-5236-0051-1	中成药实战速成	邓文斌
978-7-5236-0049-8	用中医思维破局	陈腾飞
978-7-5046-9072-2	误治挽救录	刘正江
978-7-5046-8652-7	经方讲习录	张庆军
978-7-5046-8365-6	扶阳显义录	王献民，张宇轩
978-7-5236-0133-4	扶阳临证备要	刘立安
978-7-5046-7763-1	百治百验效方集	卢祥之
978-7-5046-8384-7	百治百验效方集·贰	张勋，张湖德
978-7-5046-8383-0	百治百验效方集·叁	张勋，张湖德
978-7-5046-7537-8	国医大师验方秘方精选	张勋，马烈光
978-7-5046-7611-5	悬壶杂记：民间中医屡试屡效方	唐伟华
978-7-5236-0093-1	悬壶杂记（二）：乡村中医30年经方临证实录	张健民
978-7-5046-8278-9	男科疾病中西医诊断与治疗策略	邹如政
978-7-5046-8593-3	百病从肝治	王国玮，周滔主
978-7-5046-9051-7	基层中医之路：学习切实可行的诊疗技术	田礼发
978-7-5046-8972-6	广义经方群贤仁智录（第一辑）	邓文斌，李黎，张志伟
978-7-5236-0010-8	杏林寻云	曹云松
978-7-5236-0223-2	打开经方这扇门	张庆军
临证经验（针灸推拿）		
978-7-5046-9477-5	针刀治疗颈椎病	陈永亮，杨以平，李翔，陈润林